これでダメなら諦めなさい！

一生モノの禁煙術

武本秀治

健康人新書
廣済堂出版

はじめに　クライアントさんの9割が禁煙に成功

わたしは、日本で初めて、「禁煙に特化した鍼灸院《しんきゅういん》」を開業しました。

ここには、禁煙外来で失敗した方や、何度も禁煙に挫折した方々が、毎日来院されています。

そんな方々に指導して、タバコをやめた実例も増えてきました。

おかげさまで、クライアントさんの約9割が禁煙に成功しています。


心理依存と薬物依存の両面からアプローチする、わたしの「タケモト式禁煙療法」は、中でも、禁煙スタート直後から出てくる禁断（離脱）症状への対策が非常に好評です。

そこで、このメソッドを、どなたでも簡単にできる手法をメインに、極力わかりやすい表現で本書に紹介させていただきます。

今まで何度も禁煙に失敗した方、ガマンせずに確実に禁煙したいとお考えの方には、必ず満足してもらえるはずです。

「禁断症状は軽いから大丈夫！」

どの本を見ても同じことが述べられています。

「その証拠にタバコが吸いたくて目が覚めたりしないでしょう」というような内容が、書かれていることすらあります。

確かに、禁断症状で目が覚めることはありませんが、たとえば寝ていて歯が痛くて起きるって、かなり痛いですよ！

そんなものすごい痛みと比較されても、すんなり納得できないのではないでしょうか。

禁断症状で実際に苦しむのは、禁煙をはじめる方々です。

禁断症状自体は、明確な痛みを伴うものではなく、眠気や、気だるさ、焦燥感《しょうそうかん》や喪失感、手持ち無沙汰な感じと、麻薬などとは比べものにならないレベルですが、どれだけ軽微な不快感であったとしても、それがあるから禁煙に失敗するのです。

今この本を手にしている方には、この不快感が気にならなくする方法をお伝えします。

「全国たばこ喫煙率調査」によると、2015年の喫煙人口率は男女合計で成年人口のうち19・9％とのことです。

この数字をご覧になって、「まだ2割弱の仲間がいるんだ」と自分にいい聞かせるのか？

「もう8割超の人はタバコを吸っていないんだ」と現実を直視するのか？

それは、あなたしだいです。

ところで、みなさんは禁煙と鍼灸（ハリ・キュウ）と聞いて、違和感をもたれたのではないでしょうか？

しかし、アメリカでは一部の医療機関で、麻薬治療の代替療法として鍼灸治療が取り入れられています。メインは耳鍼《みみばり》を用いた留置鍼法《りゅうちしんほう》ですが、鍼治療だけでなく、心のケアも同時に行われていて、医療従事者に一定時間の講習を受講させることで、専門家を育成しています（興味がある方は「Acupuncture Detoxification Specialists」でネット検索をしてみてください）。

また、ミュージシャンの坂本龍一さんは、アメリカでハリ治療で禁煙に成功した体験談をメディアなどでお話しされています。

本書での話を進める前に、少しだけでもハリ治療と禁煙（薬物依存）との相関イメージをもっていただければと思い、坂本さんの例を簡単に紹介させていただきました。

●本書で唯一の注意事項

効果を上げるためには、本書をパラパラと流し読みしないほうがよいでしょう。

時間を決めて、じっくり腰を据えて読んでほしいのです。

「ん！　これってそうなのかなぁ？」と疑問を感じたときは、「まぁいいか」といい聞かせたり、自分をごまかしたりして先に進めずに、必ず前のページに戻って読み返し、理解してから次に進むようにしてくださいね。

項目ごとに振り返りとして、チェックポイントを設けています。重要な点が記憶から薄れてしまわないためです。これはわたしが普段お教えしている禁煙療法でも、同じことを行っています。

各項目の内容が納得できたと思ったら、チェックを入れてください。

また、ステップ4の「禁煙最終準備編」に入る前にすべてのチェックポイントのおさらいがありますので、そこで内容を忘れていたり、納得できていなかったら、前に戻って読み返しましょう。

本書はタバコを片手に、読んでいただいてもかまいません。

むしろ吸いながら、その強力な相棒（タバコ）と向き合っていただいたほうが、理解度は格段に早いと思います。

では、これから進む禁煙へのすばらしい道を楽しんでください。

禁煙したら、どれだけ世界が広がるか、あなたにもわかっていただけます。恐れず前を向いて進みましょう。

ただし、まだ今はタバコをやめたくないのなら、無理して読まないでください。

読むのは禁煙すると決めたときがいいですよ。読み終わるときには、その強力な相棒と決別することになるからです。

目次

これでダメなら諦めなさい！　一生モノの禁煙術

ステップ2　自分の潜在意識を使いなさい！

禁煙準備編②　禁煙前に「喫煙を意識化」する

ステップ5　あなたはほぼ成功している！

実践編　自分に合った禁断症状対策を積極的に行う

先輩賢者はかく闘えり！
こうして禁煙に成功した！ 体験談

制作スタッフ
企画協力　小島和子（NPO法人企画のたまご屋さん）
編集協力　大西華子
イラスト　みわまさよ
編集　江波戸裕子（廣済堂出版）
DTP　三協美術

プロローグ

タバコを吸っている自分はカッコいい？

こころの準備編　タバコを吸っているそもそもの理由を思い出す

禁煙にガマンはいらない

「禁煙はマラソン」というCMは間違っていると断言します！

自分の気持ちの部分を整理しないまま禁煙をはじめると、「ガマン」が必要になり、まるで耐久マラソンになってしまうのでしょう。まさに悲劇としかいいようがありません。

しかし、何気なく吸っている喫煙のメカニズムを知ったうえで、禁煙できた方は、将来も「タバコの亡霊」に悩まされることもありません。

飲んでつい気が大きくなって、気がゆるんでしまって、ライターに手を……。

こんな後悔もさせません。

喫煙のメカニズムをすべて理解したうえで禁煙

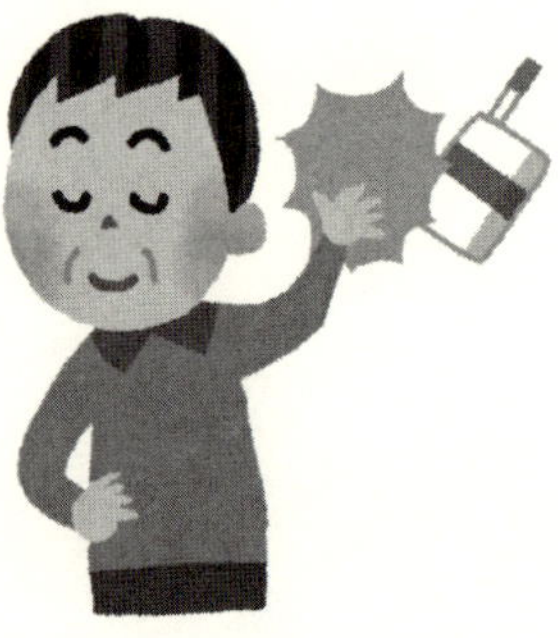

がスタートできれば、みなさんが感じる以上に早く、ラクに禁煙できてしまいます。

最近わたしは、禁煙は「低い山の登山によく似ている」とつくづく感じています。というのは、喫煙者からすれば、禁煙とはエベレスト級の登頂を想像するかもしれませんが、やってみたらじつは拍子抜けするくらいにハードルは低いのです。

ただし、いくら低いといっても、思いつきで何の知識もなく、準備もせずに挑戦すると、痛い目に遭ってしまいます。

ちょっとしたハイキングでさえ、ヒールや革靴では、さすがに間違いなく苦労しますよね。

途中で諦めて下山してから、登りきった人に「景色がよいから」「別世界できっと満足する」といわれても、足が痛すぎて、もうこんなツライ思いはコリゴリだと感じるでしょう。

また、運よく苦労してなんとか登れた人から「結構大変だった」「今でも筋肉痛や足のマメが治らない」など、苦労した体験談を聞かされれば、それはそれで尻込みしてしまいます。

それよりも一番タチが悪いのは、「あんなの楽勝だよ」と、簡単にいわれることかもしれません。こっちは「そりゃ、あなたは体力があるからでしょう！」と、一気にモチベーションが下がってしまいます。

しかし、事前に動きやすい服装に着替えて、ベテランに教わり、しかるべき靴を履き、寒さ対策の防寒着や雨合羽もリュックに詰めて、詳細なマップを携行して、無理のない休憩ポイントを設定したスケジュールを組んでいれば、苦労しなくても登れてしまいます。

ですから禁煙も同じです。

周到な事前準備さえできれば、そして有能なガイドがいれば、恐れる必要なんかまったくありません！

この**「タケモト式禁煙療法」は禁煙のための有能なガイドです。そして、いざ禁煙**

に入る前の準備が重要となります。

「準備が9割」といってもよく、しかも道具などをわざわざ用意する必要もありません。すべて「こころの準備」となります。

この**準備がしっかりできていれば、禁煙に「ガマン」はいりません。**

さあ、いっしょに登頂の準備を進めていきましょう。

タバコを吸っている自分はカッコいい？

みなさんは、いつからタバコを吸いはじめましたか？

タバコを吸いはじめたきっかけは、覚えていますか？

わたしのクライアントさんの中でも、明確に覚えていらっしゃる方は少なく、「ただなんとなく」「友だちの影響」など漠然としています。

ひとつだけいえることは、**最初に吸ったタバコは、絶対に美味しくなかった**のではないでしょうか？

最近のタバコは進化していて、一部の銘柄は、吸いやすい加工も施されているとのことですが、たいていは不快感を乗り越え、何度かチャレンジして、やっと一人前に吸えるようになったはずです。

では、なぜそんな美味しくもないタバコを、そうまでして吸えるようにがんばったのでしょう？
きっと吸いたかった理由があるはずです。

２０１６年2月にＷＨＯ（世界保健機関）が、喫煙シーンがある映画を成人指定するように各国に勧告したとのニュースが流れました。ＷＨＯは、２０１４年に公開されたハリウッド映画の44％に、喫煙シーンの描写があり、未成年の喫煙者のうち37％が映画に影響を受けたというデータを提示して、**映画が子どもたちにタバコを吸わせている側面がある**としています。

実際に、日本のある人気アニメがアメリカで上映されるときに、タバコに関係する登場人物のトレードマークであるタバコが、飴玉に差し替えられたというケースもあります。

日本では、宮崎駿監督の映画『風立ちぬ』に対して、喫煙シーンが魅力的に描かれているのはいかがなものかと、日本禁煙学会から要望と見解が出されています。

わたしたちが、〝訓練〟してでもタバコを吸いたかった理由として、タバコの年齢制限が20歳以上とされていることでヘンな特別感を欲したり、思春期を迎えて、背伸びしたがる多感な年頃だったりしたことがあげられます。

そして、少なからず、映画や漫画、ドラマの影響から、タバコに対して漠然としたあこがれや、大人のイメージをもっていたはずです。

また、場合によっては仲間はずれにされたくない、仲間にいいカッコがしたいといった気持ちもあったのではないでしょうか？

中には、「家族が吸っていたから」と答える方もいます。確かに身近にタバコがあったことは喫煙動機のひとつでしょうが、家族に吸うよう強要されたという意味ではないでしょう。

少なくともみなさんは、自分の意思でタバコを吸いはじめて、今ではタバコがやめられなくなるくらいに好きになってしまったのですね。

ちなみに今でもタバコを吸っている自分がカッコいいと思いますか？

非喫煙者から見ると、そうでもないみたいですよ……。

では、ここでひとつ確認させてください！

あなたは誰かに強要されているわけではなく、自分の意思でタバコを吸っているんですよね？


check!
・自分の意思でタバコを吸っている→□

あなたにも当てはまる？　禁煙を先送りにする理由は４つ

クライアントさんから、禁煙を先送りにする理由としてよく聞く答えは、「楽しみがなくなる」「今はストレスが……」「仕事に支障が……」などです。

禁煙を先送りする理由を、わたしがそこから大きく分けると、次の４つの不安が出てきます。

①禁断症状がいつまで続くかわからない不安

これは誰でも当然感じる不安です。ゴールが見えなければ、ペース配分もできません。モチベーションも上がるはずがありません。

「先生、わたしはもう30年以上、毎日40本もタバコを吸ってきました」

「タバコを忘れられるまで、どれだけガマンすればいいんでしょう？」

これがクライアントさんの典型的なコメントです。

ステップ5「実践編」でも説明いたしますが、**ニコチン依存脳からのリハビリ期間は、たったの3週間～1カ月**です。これは、喫煙年数も本数も一切関係ありませんから、どうか安心してください。

本当にビックリするくらい、ゴールは近いんですよ。

しかし、ゴールテープを切るためには、喫煙のメカニズムを理解することが不可欠です。

②この先の自分に、何が起こるかわからない不安

こちらも誰でも感じる不安ですよね。

扉を開けて、いざ進もうとしても真っ暗闇だったり、先が見えなかったりしたら、不安になります。不安が大きくなれば恐怖となり、足がすくんで前には進めません。

こちらもステップ5で、禁煙開始後に現れる禁断症状のポイントを詳しく説明いたします。**「いつ・何が・どんなふうに」さえ事前にわかっていれば、それに備えて、準備することができますよ**ね。もう恐れる必要はないのです！

③楽しみがなくなるのではないかという不安

これも喫煙者なら誰でも感じる不安でしょう。

それほど、喫煙者にとってタバコとは、大きな存在かつ唯一無二の相棒なのです。

一番の理解者でもあり、自分を癒やし、慰めてくれる大切な存在だからこそ、今までタバコがやめられなかったのですもんね。

しかし安心してください！

ステップ3の「禁煙予行練習編」を読み終わる頃には、タバコを吸うメカニズムが理解できているので「これって本当なのかな？」と、不思議と妙にワクワクした感覚で、禁煙をはじめる準備ができているはずです。

④自分ができるかどうかという不安

喫煙者であれば、誰しも「本当に自分にできるのか？」と不安に思ってしまいますが、うちではクライアントさんの9割が禁煙できているのですから、きっと大丈夫です。

また、禁煙前に89ページから説明する「タバコの認《にん》知《ち》行《こう》動《どう》療《りょう》法《ほう》」を行うことで、「うん、案外大丈夫なんだ」と自信をつけてからスタートできます。

さあ、論より証拠です。安心して進んでいきましょう。

いかがですか？

逆のいい方をすれば、今ご説明した**4つの不安さえきちんと解決できれば、あなたも正々堂々と、禁煙に向き合えることになる**と思いませんか？

check!

・4つの不安が解決できれば禁煙に向き合うことができると思えた→□

他の喫煙者が感じるタバコのメリットはあなたと同じ？

当施設に来院された方には、まずはじめに、次ページのような詳細なカルテを記入していただきます。

このカルテを記入していただくと、その答えがだいたい他の喫煙者と共通しているため、自分の感じ方が他の人とそれほど変わらないと知ることができます。

そして、この「タケモト式禁煙療法」が他の方に効いたのと同じように、自分にも効くと思うことができるので、禁煙成功率が上がります。

カルテの中で、「あなたが感じるタバコのメリットは？」と聞くと、だいたい次のような答えが返ってきます。

1．ストレス解消

2．ホッとする

（様式 A）

問診カルテ

初診：平成　年　月　日

フリガナ	[redacted] ミホ	男・女	
氏名	[redacted] 美穂	年令	大正 (昭和) 平成 39 年 [redacted] 月 [redacted] 日（　歳）
住所	〒（110－0015）台東区 [redacted]	電話	（[redacted]）[redacted]
職業	会社員	紹介者	様
携帯	（　　）　－		
喫煙本数	20 本	喫煙年数	35 年
禁煙外来受診の有無	有・(無)	受診年月日	受診回数（　回）平成　年　月　日
喫煙環境	・家族の喫煙者について	どなたが？吸う本数は？	（　）
	・家庭の喫煙環境について	・家の中で？ベランダ？換気扇の前？	（家の中）
	・職場の喫煙者について	・喫煙者の割合は？	（半数）
	・職場の喫煙環境について	・事務所内で喫煙可能？分煙スペース？屋外？	（コーヒーショップマー）
禁煙の有無	禁煙されたことはありますか？	・過去に禁煙にチャレンジされたことはありますか？禁煙の方法は？	（9回チャレンジ・ニコレット，ニコチンパッチ・電子タバコ）
	継続期間	・禁煙の継続期間をお聞かせください。	（3日）
	断念理由	・禁煙を断念された理由をお聞かせください。	（3日やめることが出来、安心して又吸ってしまいました）
既往歴	（何歳の時に、どんな病気にかかりましたか？）		（5年前に卵巣にのう胞ができたので手術）
現病歴	（通院の有無・投薬の有無・診断名）		（無　産婦人科　ホルモンの薬の処方）
所見			

Q. 1　あなたが感じるタバコのメリットは？

1　落ちつく　ホッとする
2　習慣　仕事と仕事の区切りのけじめが着く
3　美味しい
4
5

Q. 2　一日でこれだけは止められない。美味しいと思うタバコは？　例・食後の一服

1　朝の一服
2　食後の一服
3　眠る前の一服
4
5

Q. 3　あなたが禁煙したい理由はなんですか？

1　・ホルモン剤を飲み始めたので（血栓症のリスク）産婦人科の医師に
2　きつく言われたため
3　・肩身がせまい思いをする機会が増えてきたので
4
5

Q. 4　禁煙できない、禁煙が難しいと感じる理由はなんですか？

1　根本的に「好き」なので　たばこを魅力的と思ってしまう
2　吸いたくなる
3
4
5

3. リラックスできる
4. 気分転換になる
5. ひとつの区切りになる
6. 集中できる
7. 暇つぶし
8. 口寂しさの解消
9. 手持ち無沙汰の解消
10. 目が覚める
11. 頭が冴える
12. 癒やしてくれる
13. いつも味方で助けてくれる

番外編は省略させていただくとして、こんなところでしょうか。
また、同じく「禁煙したい理由はなんですか?」では、次のような答えが返ってきます。

1. 健康面
2. 以前よりもタバコを気にして生活している
3. 金銭面での負担
4. うしろめたさを感じる
5. 仕事の関係

ザックリまとめましたが、大筋ではこんな感じです。

最近、禁煙したい理由で「2.以前よりもタバコを気にして生活している」が、急激に増えています。

今までは、夜の買い置きを気にする程度でよかったのが、今は外でも家でも、吸える場所が限られてしまうことで、「どこで吸えるか?」を絶えず考えさせられているわずらわしさに嫌気がさし、禁煙を決意される方々です。

ベランダのホタル族（ベランダで喫煙）も洗濯物に臭いが移るとの苦情で、マンションの管理組合で問題になるケースもあります。


いかがですか？　みなさんの答えも回答の中に含まれていましたか？

これらの回答は多少ニュアンスの違いはあっても、喫煙者が感じているタバコがもたらすメリットやデメリットの、代表的なものではないでしょうか？

しかし、デメリットがあるにもかかわらず、メリットがあるから、捨てきれない。後ろ髪を引かれてしまいますよね。

タバコに対する喫煙者の状況を、恋愛を例に説明しましょう。問題ある相手と交際している場合、「あいつはマジで性悪、ヤケドするからやめとけよ」「だまされているんだよ！」『なんで今でも付き合ってるの？』『絶対にあなたの得にならないでしょう！1日も早く別れるべきだよ！」などと、まわりから散々いわれることがあります。

しかし、人からいわれなくても、そんなことはもうとっくにわかっていますよね。

それでも、別れられないのです。

「みんなは悪くいうけど、俺の前では可愛い一面も……」「確かにそうだけど、わたしには優しくしてくれるから……」と未練があるから、離れられないのです。もし「エイヤ！」と勢いで別れられたとしても、その後も不思議といい思い出ばかりが浮かんでしまうから、厄介です。

新しい出会いがあって、今が幸せなら別ですが、人生いろいろです。たまたまうまくいっていないときに、バッタリ出くわしたら……。

タバコにも同じことがいえると思います。

このうえ、タバコの場合、まだ自分では気づいていませんが、隠れたところでかなり悪さをされているのです。

でも、今まで付き合ってきた相棒をうらむ必要も、憎む必要もありません！

いい思い出として、先に進みましょう！

今が潮時です。

今ならまだ間に合います。

真実から目を背けずに、今まで最高の相棒だと信じてきたタバコのカラクリを、この先のステップで学習することになりますが、真正面から向き合い、その事実を受け入れられれば、きれいに幕引きができます。

今はまだ無理としても、タバコに未練を感じない大人の別れ方さえできれば、もうこの先、関係はもたないと思えますよね。

check!

・大人の別れ方をして、タバコとはこの先付き合わないと思えた→□

ステップ1

あなたは脳のシグナルで吸わされている

禁煙準備編① 喫煙したくなるカラクリを徹底的に理解する

このステップ1がもっとも重要なポイントです！
何度も読み返すことで、喫煙のメカニズムが徹底的に理解できます。

つい吸ってしまったタバコの本数を覚えてますか？

わたしがクライアントさんに「一日に吸うタバコで、これは絶対美味しいと感じるタバコはなんですか？」「これだけは絶対にやめられないと感じるタバコは？」と質問すると、次のような答えが返ってきます。

1. 食後の一服
2. 寝起きの一服
3. 仕事の合間、仕事が終わった後の一服
4. 飲み会での一服
5. 帰宅しての一服
6. コーヒー、休憩での一服
7. 車の運転中

8．トイレや、セックスの後の一服

これらが代表格です。

じつはこの「やめられないタバコ」「美味しいと感じるタバコ」ですが、いい方を変えると「比較的吸った記憶がある、覚えているタバコ」「自分の明確な意思で吸ったタバコ」ともいえるのです。

では、あなたに質問です。

昨日、吸ったタバコの中で、記憶がない、覚えていないタバコの本数は何本ですか？

（一日に吸ったタバコの本数）－（吸った記憶があるタバコの本数）＝（　本）

昔と違って、今では外でも家でも、吸える場所が限られていることで、覚えているタバコの本数は多いはずです。

その証拠に丸一日休みで、好きにタバコが吸える環境であれば、つい吸ってしまっている、覚えていないタバコの本数は必ず増えますよね。

ではもうひとつ。

自分の意思で、好きで吸っているはずのタバコを、全部は覚えていないのはなぜですか？

勝手にタバコが口に飛び込んでくることはあり得ません。

でも、この質問をさせていただくと、

「習慣だから」

「クセになっている」

「ストレス」

「もう生活の一部」

「それくらい好きだから」

「無意識に」

「条件反射で」

だいたい、以上のような答えが返ってきます。

また質問を変えて、

「昨日吸って、思い出せないタバコがあっても、全部のタバコを自分の意思で吸っていると思いますか？」

と聞くと、大半の方は「いいえ」と答えます。

じつは、ここに禁煙への大きなヒントが隠されているのです。


check!
・一日の中で、覚えていない、吸った記憶のないタバコがある→□

なぜ、タバコの本数を覚えていないのか？

みなさんは、自分の意思でタバコを吸っている、自分が好きでタバコを吸っている、と感じているでしょう。

しかし、一部のタバコを除いては、自分が「機械的に」タバコを、半ば無意識で吸っていると自覚していただきたいのです。

まさに、昨日一日の、覚えていない、吸った記憶のないタバコがその証拠です。

吸っているのではなく、吸わされている。

これに気づくことが完全禁煙につながる、大きなポイントです。

この喫煙のメカニズムは、次項で詳しくお話しいたします。

さあ、いよいよこれから本題に入ります。

その前に、まずここまでのページを復習し、今までのチェックボックスの内容を再確認してから先に進んでください。

check!

・今までのチェックボックスの内容を確認した→□

喫煙すると、ドーパミンが出にくくなる

ではここで、話を進める前に、みなさんへ事実認識として、理解していただきたいことがあります。

専門的な話になるとぼやけてしまうため、極力簡単な表現でお話ししますが、「ニコチン」という言葉を聞いたことはありますね。

ニコチンはタバコに含まれていて、毒物および劇物取締法で毒物として指定されている物質です。

さあ、では次のことを事実として認識してください！

喫煙によるニコチンが脳に与える影響は、大きく二つ。

1．脳波が遅くなる。

2．脳のドーパミンが自力では出にくくなる。

タバコを吸う人と吸わない人との脳を比べたところ、この違いが確認されています。

この違いは、もちろん、頭がよい、悪いという意味ではありません。

本来ならば、100キロ出せる能力があっても、タバコを吸い続けた結果、ニコチンが脳に与えた影響で、今は自力では90キロしか出せない状態になっていると思ってください。つまり、**あなたの脳はスペックが落ちている状態**です。

残念ながら、喫煙者はこんな状態です。

また後ほど詳しくお話ししますが、だからといって「タバコを吸ってしまったわたしはもう二度と100キロ出すことはできないのか」なんて悲観することはありません。とにかく今は、ニコチンの影響で脳の性能が落ちている事実を認識してください。


check!

・喫煙によって、脳は性能が落ちている→□

ニコチン依存脳とは何か

では、ニコチンの影響で脳波が遅くなるとはどういうことなのでしょう？

そもそも脳波とは、デルタ波・シータ波・アルファ波・ベータ波と大きく4つに分かれています。脳波のイメージとして次ページの図を参考にしてください。

「脳波が遅くなっている」とは、ニコチンの影響で、脳の覚醒水準が低下している状態。大げさにわかりやすくいうと、寝起きでボーッとしている状態に近いです。

そこで、ニコチンの血中濃度が少なくなると、自分では意識していなくても、遅れた脳波の速度を回復させるために、脳があなたに早くタバコを吸う指示（シグナル・サイン）を、機械的に出すのです。

具体的には「手持ち無沙汰」「なんとなく落ち着かない」「焦燥感《しょうそうかん》」「不安感」「喪失感」「眠い」「気だるい」「口寂しい」といった感じです。また、「なんとなくモヤモヤ

脳波と意識状態

脳波はざっくりと次の4段階に分類されます。

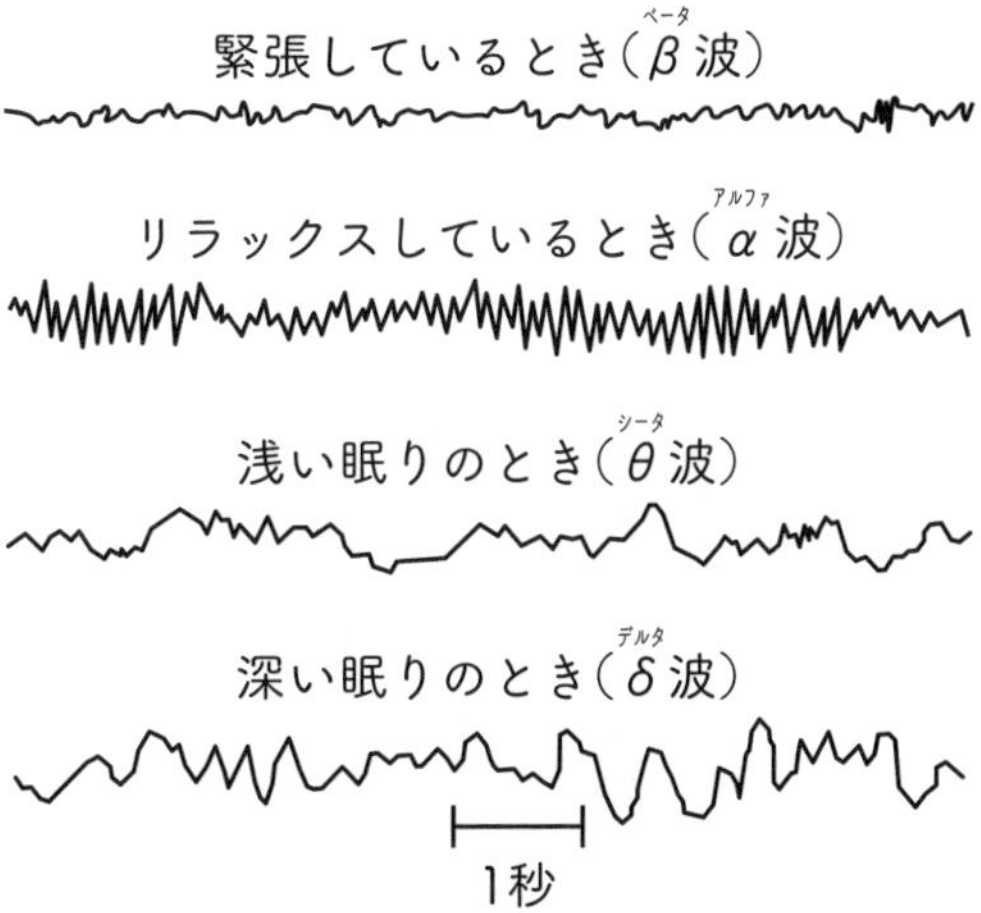

脳波	周波数	意識状態
β 〈ベータ波〉	14～30Hz	顕在意識（左脳的）。日常的な心・心配・緊張・不安・恐怖
α 〈アルファ波〉	7～14Hz	潜在意識（右脳的）。リラックスした心・集中・創造性・瞑想
θ 〈シータ波〉	4～7Hz	まどろみ・ひらめき・睡眠・深い瞑想・創造性
δ 〈デルタ波〉	1～3Hz	無意識・熟睡・夢遊病状態・体外離脱

する」「イライラする」といったこともあります。

あなたは、この感覚に心当たりはありませんか？

これがみなさんの知っている、いわゆるタバコの禁断症状です。

本書後半でも、くり返しお話ししますが、この禁断症状は急激な感覚ではなく、タバコを吸った後、ニコチンは30分～40分かけてゆっくりと抜け出ていくため、自分では明確には感じられません。だからこの不快感の原因がタバコだとは、すぐには気づきません。

しかし、タバコを吸うと、わずか5秒～7秒でニコチンの作用が脳に到達するため、この感覚（禁断症状）がやわらぐのを明確に感じることができます。

ですから、タバコを吸うと目が覚める、集中できるなど、そもそも脳波が遅くなっている原因がニコチンであるにもかかわらず、プラスのイメージだけが、あなたの記憶に残ります。

ある意味、**パチンコで負け続けて、ボロ負けしているにもかかわらず、その記憶は**

残らずに勝った記憶しかないので、パチンコは儲かると喜んで錯覚してしまっている状態に近いです。

●タバコを吸うことで人より幸福感を感じにくくなっている!

ではもうひとつの、ドーパミンが自力で出にくくなるとどうなるか?

ドーパミンとは一言でいえば脳内物質《のうないぶっしつ》で、脳内でこれが放出されると、人は喜びやうれしさといった幸せを感じます。

要は幸せを感じるスイッチや源泉とでも考えてください。

喫煙者は脳の中に特別な回路が構築されていて、タバコを吸うと、ニコチン受容体《じゅようたい》がニコチンと結合《けつごう》してドーパミンが放出されます。

つまり、タバコを吸うと強制的に、快感を得ることができるのです。

この「強制的に」が問題で、タバコを吸って、くり返し強制的に放出させていることで、今のあなたは、単独ではドーパミンが放出されにくくなっています。

ドーパミンとは

・**脳内の三大神経伝達物質**（ドーパミン・ノルアドレナリン・セロトニン）のひとつ。
・**あらゆる喜びに関係する。**
たとえば……きれい。うれしい。
おいしい。ワクワク。
試合に勝った。仕事で成果が出た。
→**喜び、幸せ、うれしさ、感動、ワクワク感といった感情は、脳内にドーパミンが放出されることで感じている！**

ところが、ニコチンが脳に影響をおよぼすと……

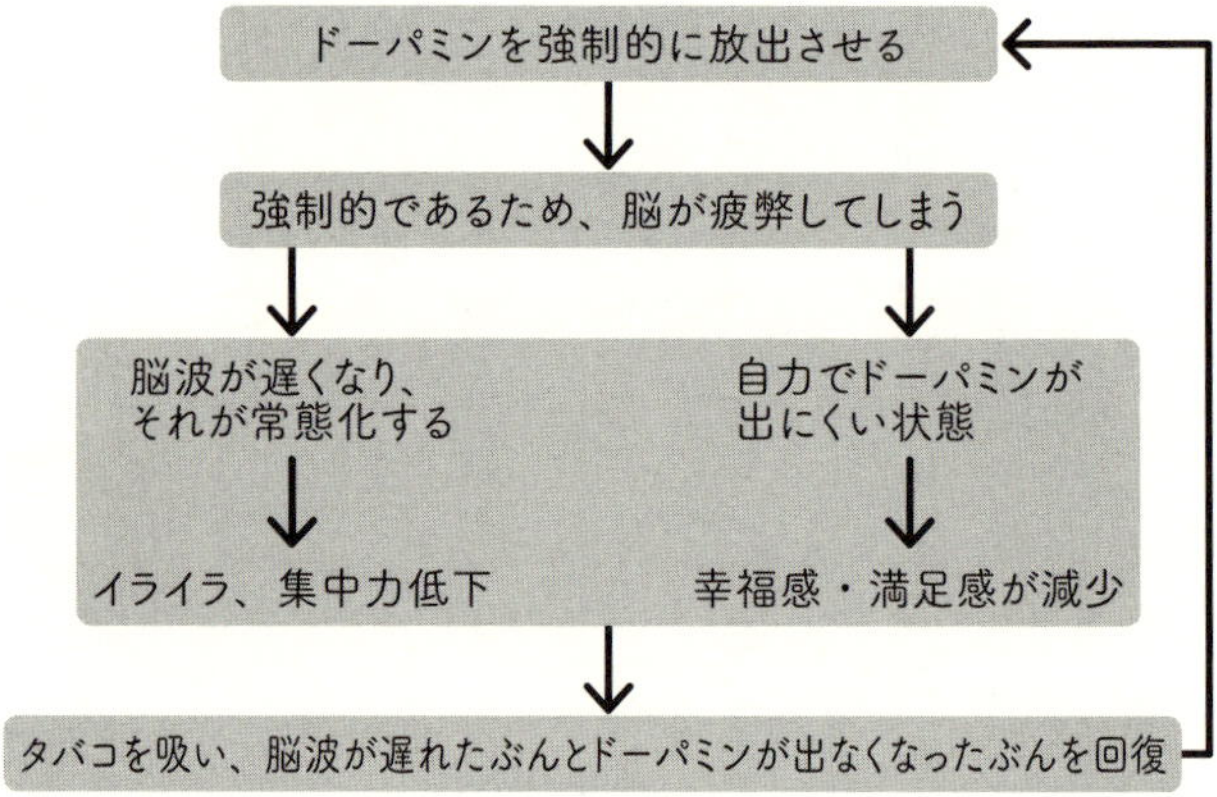

ニコチン脳の負のループに！

タバコなしでは、ずばり幸福感が得られにくい状態ということです。

だから食事だけでは満足できません。

食後にタバコを吸わないと、満足できない体質になってしまっているのです。


こう書くと、「いや、喫煙者だけどタバコと関係なく幸福だ」と思う方もいらっしゃるでしょうし、食事面では「食事も美味しいし、その後のタバコも美味しいから、2倍得しています」とタバコに対して、「有利な足し算」をする方がほとんどです。

しかし、今は認めたくないかもしれませんが、事実を直視すると、完全に「引き算」なのです。


この点を理解しないと、タバコに対する未練が完全になくなることはありません。

「食後の一服は美味しかったなぁ」と感じたまま禁煙すると、何かの機会に、誘惑される可能性は否定できません。けれども、「なぜ美味しく感じたのか?」をしっかり理解できていれば、誘惑されることはないのです。

63ページの「喫煙者が感じるタバコの足し算と引き算」で、ご説明しますが、わたしは何人もこの「残念な足し算」をしている人のお手伝いをしてきました。

みなさんも、禁煙すればわずかな期間で脳の機能が回復しますから、わざわざタバコを吸わなくても、食事だけで自然に幸福感が得られるようになります。


この先で、タバコを吸い続けるのはどう考えても損だと気づいてもらいますが、最後にもう一度、事実認識として、喫煙者は非喫煙者と比べ、定期的にニコチンを摂取していることで、脳の働きが鈍くなっていると頭に入れておいてください。

幸福感を100m走だとしたら、**あなたの脳は、他の人よりスタートラインを手前にさせられている状態**だといえるのです。


あなたの脳はニコチン依存症となっていて、ニコチンの影響で脳波が遅くなっています。そして、ドーパミンも自力では出にくくなっているのです。

自分ではピンとこないかもしれませんが、これは科学的に証明されている事実と

タバコを吸う人の脳は鈍くなっている！

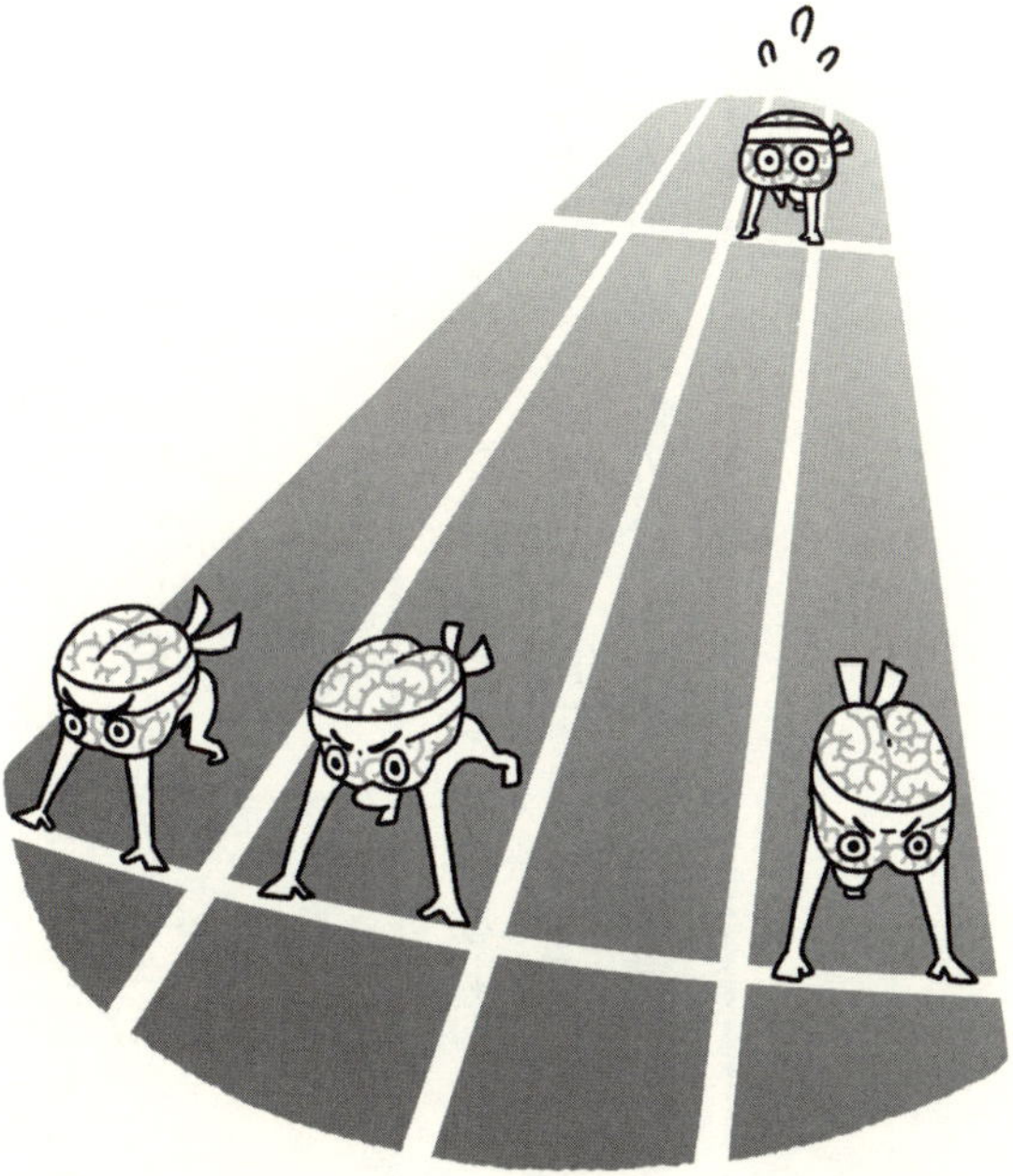
喫煙者の幸福感の
スタートライン
非喫煙者の
幸福感の
スタートライン

して、**自覚してください。**

地球が回っていることと同じ理屈で、客観的な事実として、しっかり認識しましょう。今まで自覚症状はなくても、今回の検査で病気が発見されたくらいのイメージでも結構です。

check!

- ニコチンに依存しているから、脳波が遅くなっている→□
- ニコチンの影響でドーパミンが自力では出にくくなっている→□
- 喫煙のせいで他の人より幸福感のスタートラインが手前になっている→□

あなたは脳のシグナルで吸わされている

熱いものを触って瞬時に反応するなどの脊髄反射《せきずいはんしゃ》は別として、基本的に、人は自分の意識で動いていると思っています。けれども、じつは脳からの指示なくして、行動することはできません。

先にもいいましたが、つまり、あなたが感じる「タバコが吸いたい」感覚は、じつは脳からのシグナル・サインなのです。

ステップ2でも詳しく説明しますが、**このシグナル・サインが、じつはあなたが感じる「禁断症状」＝「タバコが吸いたい感情」の原因**です。

これが、吸った記憶のないタバコの犯人なのです。

吸ったタバコのうち、意識的に吸っているタバコはごくわずかです。むしろ1日で吸う大半のタバコは、自分の意思よりも脳からの指示（シグナル・サイン）が、優先されています。

トンチ問答みたいで、納得できないかもしれませんが、自分が感じている感覚を、「これは脳から指示が出て吸いたいと感じているんだ」と意識してほしいのです。

具体的な意識の仕方は、ステップ2で説明しますが、その前に、次の項で脳からの指示（シグナル・サイン）が自分の意思よりも優先されることを証明するための簡単な実験について、お話しいたします。

check!
・「吸った記憶のないタバコ」の原因が説明できる→□

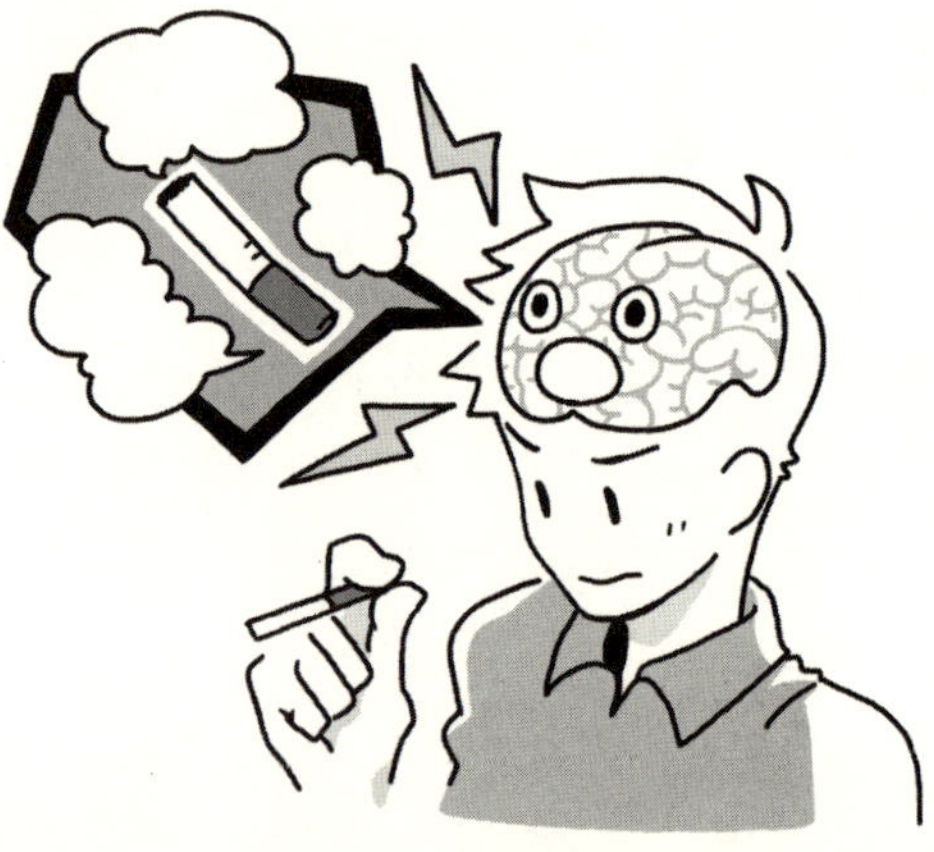

吸いたいと感じるのは自分の意思ではなく脳からの指示！

「こめかみハンガー反射」でわかる脳の反応

「こめかみハンガー反射」というものはご存知ですか？

これは正式名称ではありませんが、可能でしたらネットで「こめかみ ハンガー」で検索してみてください、すぐにヒットすると思います。ユーチューブでは、動画で確認できます。

これは、クリーニング店でもらえるような針金のハンガーを頭にかぶると、勝手に首が回ってしまう現象です。

1本で反応しないときは、本数を増やして試してみると反応するケースもあります。個人差があり反応しないケースもありますが、問題ありません。

ただ、自分の意思と関係なくこんな反応が起きることを、みなさんに学習してほしいのです。

特別痛みを感じた訳でなく、ましてや意識していないにもかかわらず、体が勝手に動いてしまう現実を見ていただきたいのです。

前項で、意識とは別に脳からの指示が優先されるとお話ししましたが、まさにその証明です。

痛みの自覚はないにもかかわらず、脳が痛みを感じていると勘違いすることで、この状態から逃げようとして、意識とは別に首が勝手に動いてしまうのが「こめかみハンガー反射」です。

この現象こそ、脳からの指示（シグナル・サイン）に知らずに反応している証拠です。

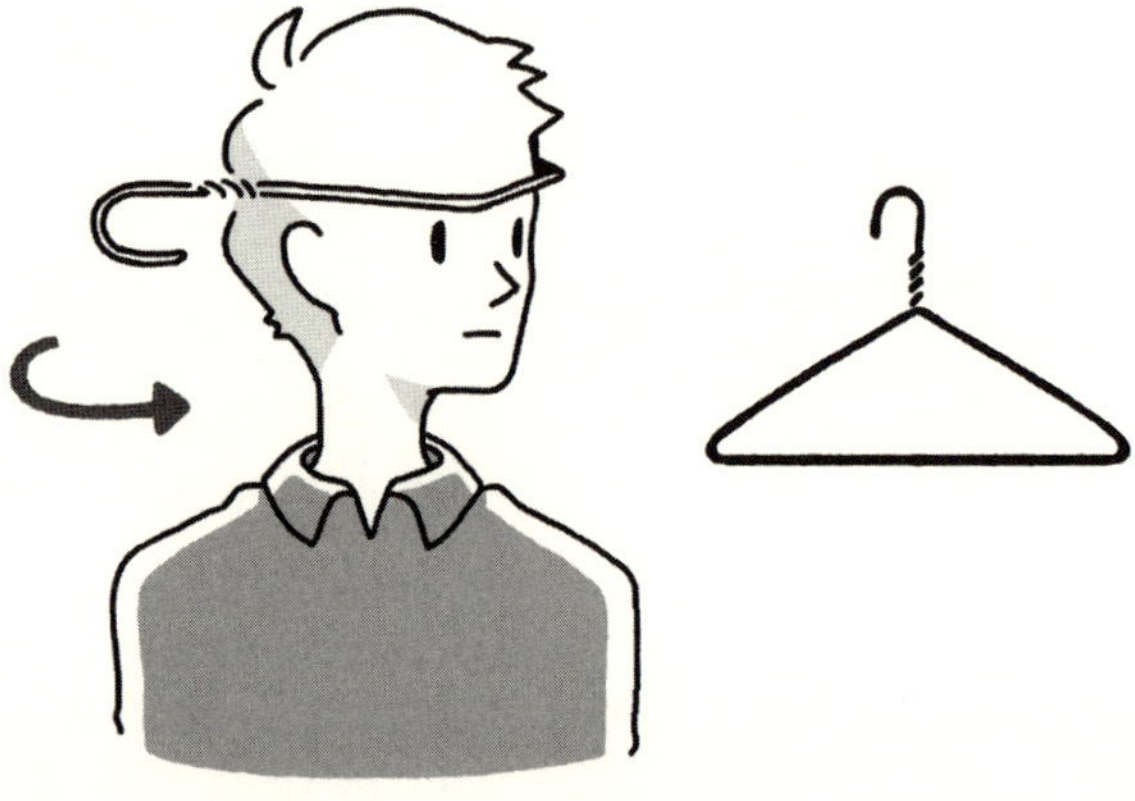

針金ハンガーを頭にかぶると、自分の意思とは関係なく首が回ってしまう！

では、脳の特性を表している面白い実験を、もうひとつここで紹介いたします。

こちらは有名なトリックアートですが、何の絵に見えますか？

これは、少女と老婆の両方が描かれています。

これも、ひとつの答えを見つけると、即座に脳が判断してそれ以上は考えることをやめてしまいます。ですから、少女に見えた人は、少女と判断したまま、老婆を見落としてしまいます。

ここで面白い現象は、「他にも何か見えませんか？」と聞いても、一度少女に見え

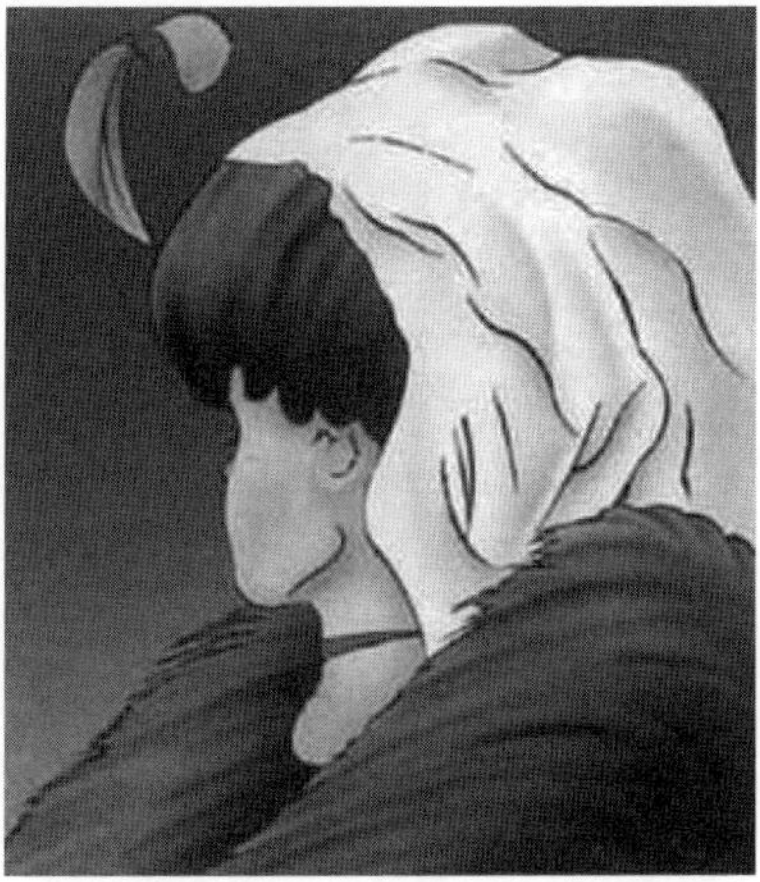

有名なトリックアート

た人は、老婆を見つけることに苦労することです。

この現象も、**わたしたちの脳は一瞬で物事を判断する、あわてん坊な側面と、一度情報が入るとその情報が大きく影響してしまう、少々ガンコな一面（思い込み）がよくわかる**面白いものです。

脳は喫煙させようとシグナル・サインを送ってきますが、そのタバコがいかに健康に悪いか、などのデメリットまでは、その際考えていないのです。

check!

- 自分の意識と、脳の指示は違う→□
- 自分の意思と関係なく、脳の指示で動かされることがある→□
- 脳には、あわてん坊な側面と、思い込みの強い一面がある→□

喫煙者が感じるタバコの足し算と引き算

喫煙者は、いつもタバコに有利な足し算と引き算をしています。

どういうことかというと、典型的な例が、

1．食後のタバコは美味しい　↓足し算

2．タバコを吸うとストレスが減る　↓引き算

というもの。

みなさんもこう感じていますよね。

では、食後のタバコが美味しく感じる足し算のメカニズムを、ご説明いたします。

人間は五欲のひとつである「食欲」が満たされると、幸福感を得られます。美味しい食事であればなおさらですが、食事をするだけでも満足できてしまいます。

一方、喫煙者は自力でドーパミンが出にくくなっていて、もう食事だけでは満足できない状態です。

しかし、喫煙者は「食事も美味しいし、その後のタバコも美味しいから、2倍得している」と、タバコにとっての有利な足し算をしています。ところが、事実を直視すると、完全に引き算です。次ページの図を見てください。

いかがですか？　増えていませんよね！

むしろ、ドーパミンは減らされていて、タバコを吸ってようやく通常に追いつくイメージです。

まして喫煙環境の変化で、自由に吸えないストレスや、金銭面、健康面を考えると、逆にマイナスにされてしまいます。

どう考えても、これは損しています。


check!
・食後のタバコは足し算ではなく引き算である→□

**決して足し算なんかで得していませんよ！
満足感は逆に少なくなっているのです。**

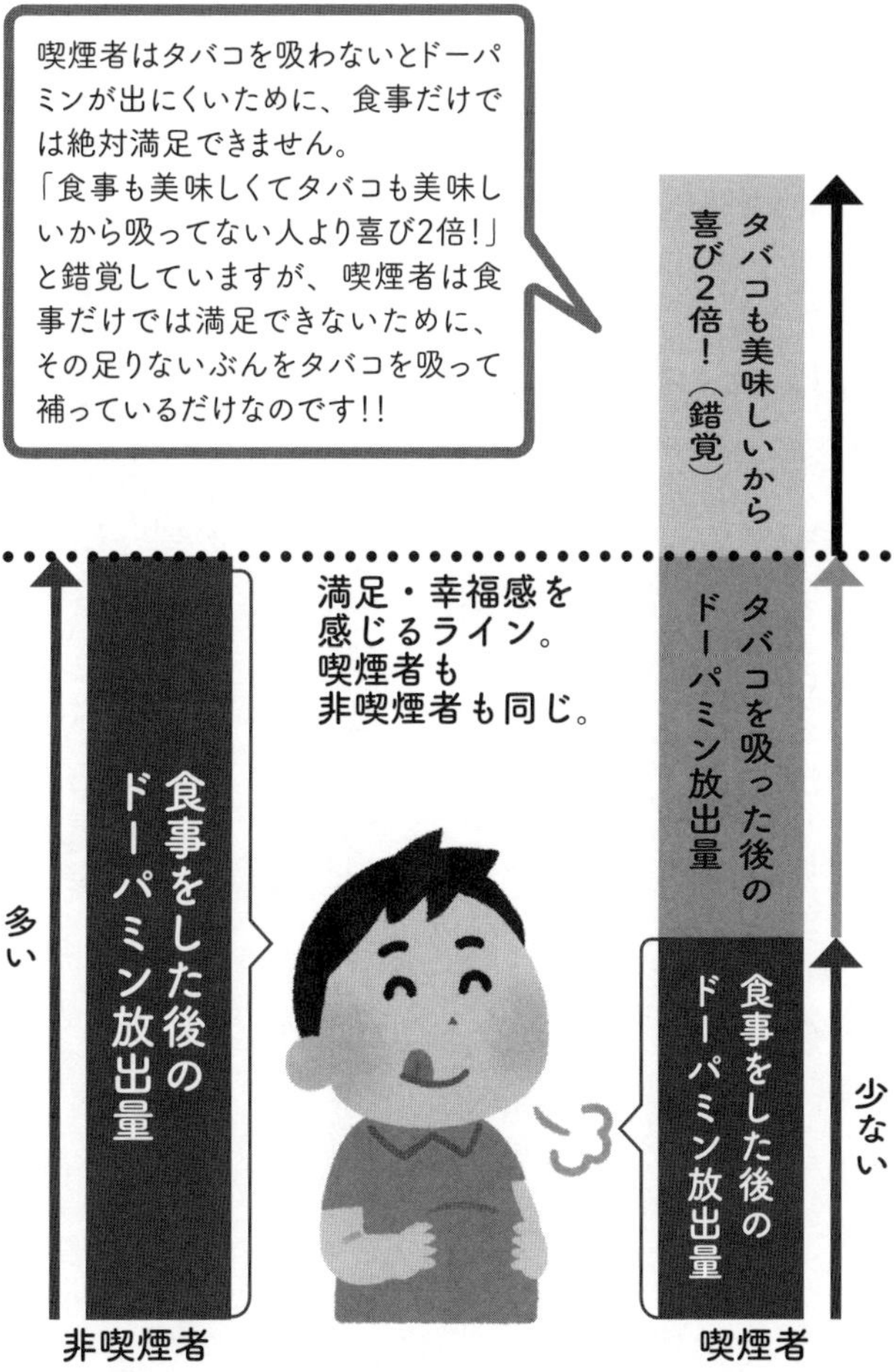
喫煙者はタバコを吸わないとドーパミンが出にくいために、食事だけでは絶対満足できません。
「食事も美味しくてタバコも美味しいから吸ってない人より喜び2倍！」と錯覚していますが、喫煙者は食事だけでは満足できないために、その足りないぶんをタバコを吸って補っているだけなのです!!
タバコも美味しいから喜び2倍！（錯覚）
満足・幸福感を感じるライン。喫煙者も非喫煙者も同じ。
タバコを吸った後のドーパミン放出量
食事をした後のドーパミン放出量
多い
食事をした後のドーパミン放出量
少ない
非喫煙者
喫煙者

タバコはストレス解消になっていないという真実

喫煙者のみなさんが、タバコのメリットとして、またタバコがやめられない理由として、一番に答えるのは「ストレスの解消」ではないでしょうか？

今度は、喫煙者が感じている、「タバコとストレスのメカニズム」を解明しましょう。

人は誰でも、生きていくうえで、大なり小なりストレスを感じています。これは、喫煙者も非喫煙者も同じです。

しかし、喫煙者はタバコがストレスを解消してくれると信じています。

ところが、悲しいかな「食後のタバコ」とは反対で、**タバコは、ストレスを減らせる引き算ではなく、ストレスを増やす足し算になっている**のが真実です。

次ページの図でわかるように、本来あるストレスは減らせません。

むしろ、タバコのストレスが追加されている状態です。

タバコのストレスとは、ズバリあなたがタバコをやめたい理由でもあります。本来のストレスに健康不安や、喫煙環境の変化などのタバコのストレスがプラスされているのです。

タバコを吸うことで、タバコがつくり出したストレスだけが減っているにもかかわらず、本来あったストレスまでも減ったように錯覚しています。

これが悲劇のはじまりです。

タバコ＝ストレス軽減の構図は、残念ながら勘違いです。

大切なポイントですからくり返しますが、タバコで解決できる、タバコを吸ってなく

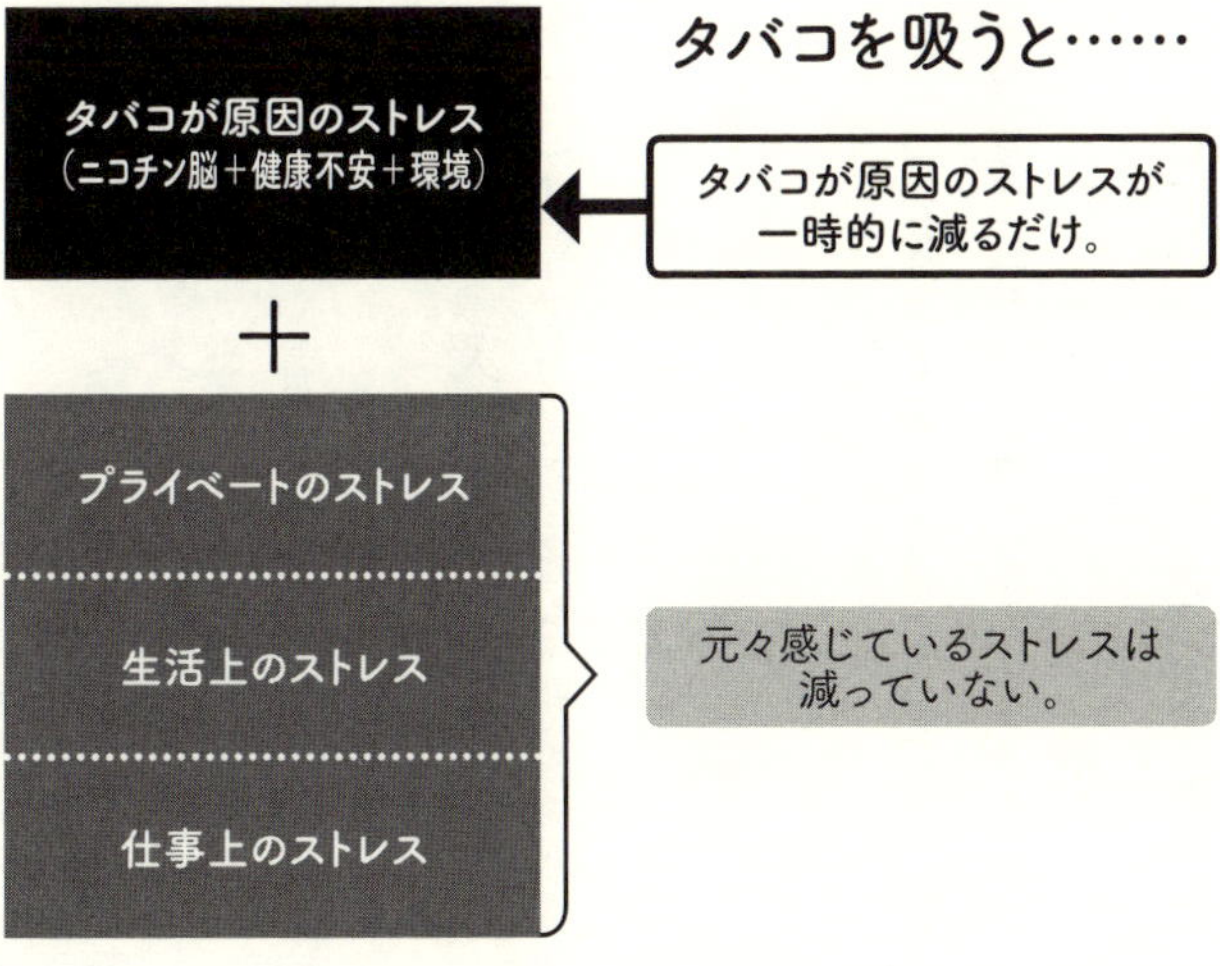

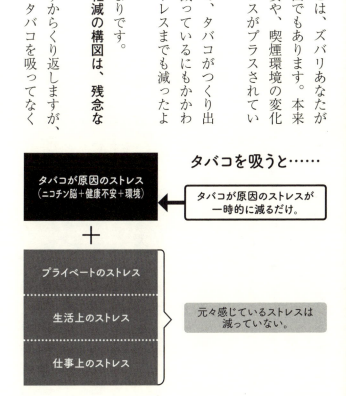

なるストレスは、タバコがつくり出したストレスだけです。
本来あるあなたのストレスには、何ら影響していません！

いい方がキツイかもしれませんが、タバコに関しては喫煙者は、一種の「パブロフの犬」状態です。

みなさんも聞いたことがあると思いますが、「パブロフの犬」とは、条件反射の代名詞として使われています。「ベルを鳴らした後に、餌を出す」。これを、何度も何度もくり返すことで、脳が学習して、先回りして、早合点して、ベルが鳴るだけで、もう餌がもらえると感じてヨダレが出るというものです。

ある意味で、喫煙者も同じです。

つまり、**タバコがつくり出したストレスを、タバコを吸って軽減させることをくり返すうちに、あたかも本来あるストレスまでもが軽減された、ラクになった、と思い込んでいる調教状態**です。

この思い込みだけなら、いくらでもヨダレを垂らしていればよいと思いますが、物理的な健康被害など、あなたが思うタバコをやめたい理由を含めると、どう考えても絶対に損なのです。

check!

・タバコを吸うことで、ストレスはなくなるどころかさらに増える→□
・タバコでなくなるストレスは、タバコがつくり出したストレスだけである→□

飲み会でタバコを吸いたくなるのはなぜか？

飲み会の席でタバコを吸いたくなる人は多いと思いますが、それはなぜでしょうか？

クライアントさんの中でも、酒席のタバコは捨てがたいと感じている方は圧倒的に多く、禁煙後に再喫煙してしまう原因のワーストワンでもあります。

適度にたしなめば楽しいはずのお酒ですが、禁煙という面からすると、ラスボス級の強敵といえるかもしれません。

ではまず、そもそもアルコールが、脳におよぼす影響を、簡単に説明しましょう。

わたしたちは、理性があるから言動をコントロールして生活しています。

この理性を司るのが、脳の前頭葉《ぜんとうよう》と呼ばれるエリアです。前頭葉は、まさに理性の守護者といっても過言ではありません。

理性をセーブする、厳格な文官、お堅い役人さん、ガードマンとでもいいましょうか。理性的な行動を一手に担ってくれている、じつに頼もしい存在です。

飲酒によって、前頭葉がセーブしている感情を解放すると、普段は言動をコントロールしている理性、すなわち抑えられている感情や思いが解き放たれます。

つまり「いい気分」になるのです。

具体的には、アルコールが入ると、前頭葉はだんだんガードマン的な役割から解放されて、感情のコントロール機能が低下します。さっきまで、お堅い役人さんだった人が、顔を赤らめ、目尻が下がりデレデレしてきた状態ですね。

酔いが回ると、人の陰口や、ここだけの話や自慢話をしたがる人を見たことがあると思います。これはドーパミンやアドレナリンなどの脳内ホルモンによる、興奮作用であるとの説もあります。少なくとも理性の番人の前頭葉が麻痺《まひ》しはじめている典型的な状態なのです。

しかも、酔えば酔うほど、前頭葉の理性を抑制する力は弱まってしまいます。酔っ払いの千鳥足などは別のエリアの小脳が影響していますが、アルコールが入ると、しらふと比べて脳の各エリアの機能が弱まることには変わりありません。

お酒が入って禁煙に失敗する理由として、この理性が弱まることで、「1本だけなら」「今日だけは」と悪魔の誘惑に負けてしまうことがあげられます。

喫煙地獄に逆戻りするお決まりのパターンです。

特に「がんばればできる」と根性論で禁煙している人、ガマンして禁煙している人は、要注意です。ふだん理性で抑え込んでいるぶん、その反動は強くなりますから、お酒で禁煙に失敗しやすいのです。

そして、飲み会でタバコが吸いたくなるもうひとつの理由は、脳からすれば、タバコがエナジードリンクのように感じるためです。

飲み会でワクワクしている人を見ると、「よし！　こっちもテンション上げていくぞ！」と、脳が反射的に、タバコを吸わせる指示（シグナル・サイン）を出してくるのです。

これは脳があなたに、ニコチンを補給させようと指示を出しているのです。

これは脳の機械的な働きで、半ば無意識です。

当の本人からすると、どうしてもタバコが吸いたくなるものですから、「飲み会のタバコは美味しい」「飲み会のタバコだけはやめられない」と感じてしまいます。

脳から半ば吸わされている状態なのに、自分の意思でタバコを、好きで吸っていると勘違いしている状態なのです。

また、喫煙者は自力でドーパミンが出にくい状態なので、楽しみたいと思えば思うほど、タバコが吸いたくなり、本数もドンドン増えてしまいます。

結局ここでも、「飲み会のタバコは美味しいな」「飲み会のタバコだけはやめられない」と感じてしまうのです。

ちなみに、カラオケでタバコが吸いたくなり、妙に本数が増えるのも同じような理由です。自力では、ドーパミンが出にくい状態のため、もっと楽しみたいのに、高揚感が得にくいことから、タバコが欲しくなります。

また、ワクワクする場面だけでなく、喫煙者は、何かしらのストレスを感じると必ずタバコが吸いたくなりますよね。

カラオケでタバコが吸いたくなるのは、ズバリよいところを見せようとがんばってしまうためもあります。楽しいだけでなく、音程を外さないかなどと緊張する（ストレスを感じる）と、タバコが吸いたくなり本数も増えるのです。

check!

・飲み会でタバコが吸いたくなったり美味しく感じる理由が説明できる→□

喫煙行為の真実は、〝パブロフの犬〟

自分の意思で、自分が好きで吸っていると感じていたタバコですが、大半のタバコはそうではないとわかっていただけたでしょうか。

しかし、通常は、この事実すら自覚できません。

タバコを吸うと、わずか5秒～7秒後にはニコチンの興奮作用が脳に到達するために、この感覚（興奮作用）を明確に感じることができます。

だからタバコは、喫煙者にとって頼り甲斐のある強力な味方で、簡単には手放すことができない存在なのです。

「パブロフの犬」について前述しましたが、喫煙者はこうしてタバコを条件反射的に欲してしまうのです。

立派な「タバコのパブロフの犬」の完成です。

喫煙者は、自力ではドーパミンが出にくくなっています。綺麗な景色を見るだけでは、心地よい風を感じるだけでは、コーヒーを飲むだけでは、仕事の手を休め休憩するだけでは、美味しい食事だけでは、仲間と談笑するだけでは、もう満足できない、充足感を得られない状態です。

これはある意味、自傷行為で、自分で自分の首を絞めて苦しくなった状況をつくり出して、その手をゆるめてラクになったと感じている状態では？

ＤＶ相手から殴られて、ケガをさせられているのに、その傷に薬を塗ってもらって、優しいと思い込んでいる状況と、同じではないでしょうか？

どう考えても、すごく損しています。

ましてや、あなたがタバコをやめたい理由（マイナス面）を加えると、吸うこと自体がバカらしいと思いませんか？

でも、そう頭では理解できたとしても、こんな声が聞こえてきそうです。

「もう、タバコの味を覚えてしまったから遅いよ」

「この先どれだけ、ガマンしないといけないのか?」

「やっぱり、楽しみがなくなるのでは」


こんなふうに弱気に考える必要なんか、まったくありません。

なぜなら、ニコチン依存で弱っている脳でも、タバコをやめてニコチンを断つことさえできれば、自然に簡単に回復できます。

しかも、あなたの想像以上に早くです。

詳しくは、ステップ5で説明いたしますが、禁煙して3週間もすれば、脳の機能は確実に回復します。

脳波も、ドーパミンも、もうマイナスからのスタートではなくなりますよ!

どうですか? たった3週間ですよ。

これは、喫煙歴30年の大ベテランも、1日60本以上の猛者でも一切関係ありません。

そのためには、この「タバコの足し算と引き算」を理解することです。

もう特効薬（タバコの足し算と引き算を理解）は手に入れましたか？

まだ手に入れていなければ、もう一度読み返して、事実の特効薬を塗ってあげてください。

また、この特効薬（タバコの足し算と引き算を理解）は、人に説明できるくらい何度も読み返してくださいね。

check!

・自分が「タバコのパブロフの犬」になっていると理解できた↓□
・特効薬（タバコの足し算と引き算を理解）を手に入れた↓□

ステップ2

自分の潜在意識を使いなさい！

禁煙準備編②　禁煙前に「喫煙を意識化」する

ここからは「喫煙の意識化（認知行動療法）」の実践です。

タバコを吸いたくなったら、

「これは自分の意思ではなく脳からの指示（シグナル・サイン）なんだ」

と意識してから、タバコを吸ってください。

「潜在意識」の魔法を使え！

では、あなたの禁煙を確実に成功へと導いてくれる、頼もしい味方について説明しましょう。

それは「潜在意識《せんざいいしき》」と呼ばれる領域です。

一度は聞いたことがあるかもしれませんが、決して、オカルト的なものではなく、確実に存在している働きなのです。

ここでいう**「潜在意識」とは、人が意識していない「無意識」の部分を表します。**

人の心は、意識と無意識に分かれていますが、意識している心の領域を「顕在意《けんざいい》識《しき》」と呼び、無意識の心の領域を「潜在意識」というのです。

意識自体は、氷山に喩《たと》えるとイメージしやすいと思います。氷山は、海面から出ている部分を想像しがちですが、じつは見えている部分はごくわずかで、その大部分は海面下に隠れています。

人間の意識も全く同じで、「顕在意識」は、思考全体の5～10％程度で、「潜在意識」は90～95％もあるとされています。

この「潜在意識」は無意識であるにもかかわらず、わたしたちの行動に影響をおよぼしてきます。だからこそ、この「潜在意識」をコントロールできれば、無限の可能性が生まれ、信じられないような奇跡の力をもつことができるともいわれています。

しかしその一方で「潜在意識」といわれると、スピリチュアルなイメージをもつ人がいて、その言葉を耳にするだけで拒否反応を示す人もいます。

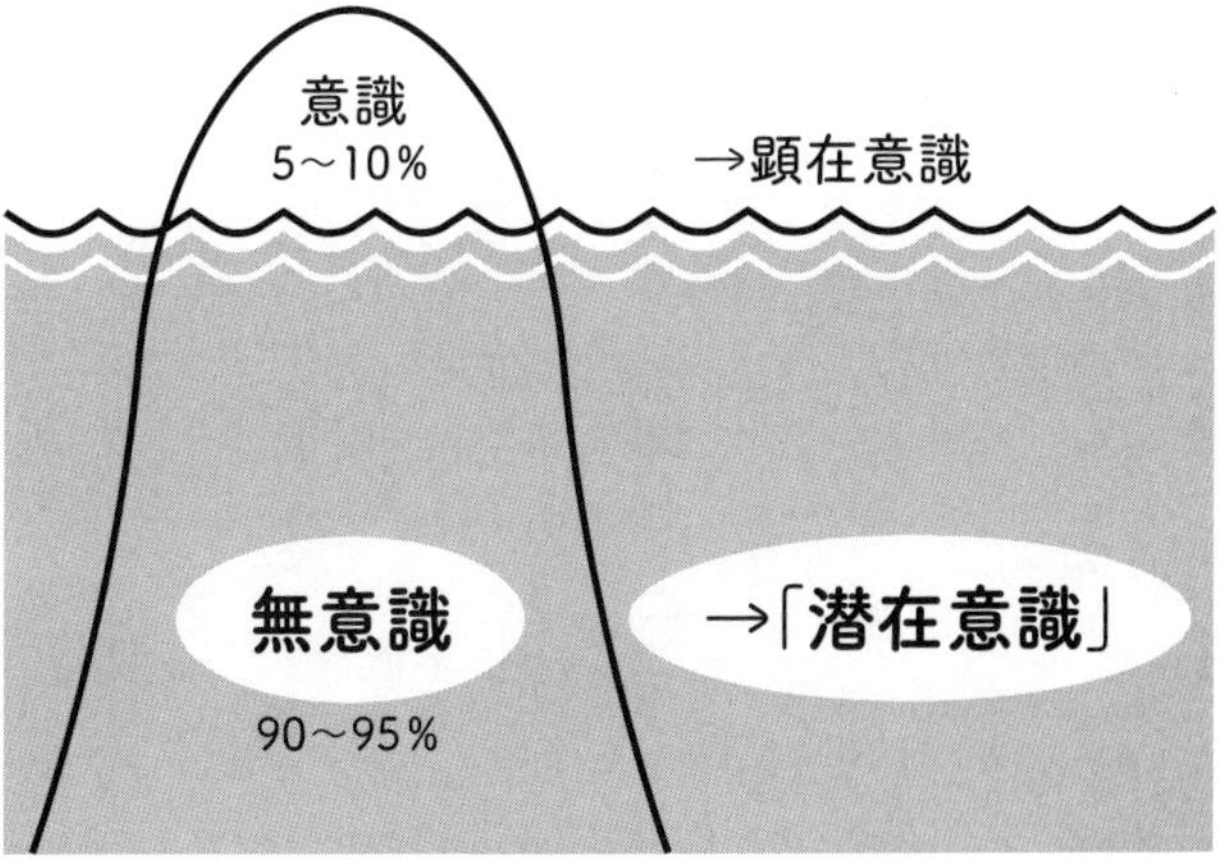

人の意識は氷山に似ている！

じつは、かくいうわたしも奇跡の力とか、正直そこまで飛躍させるのは、懐疑的な立場です。むしろ、目に見えない精神世界の部分に過剰に頼ったり、その領域へと逃げてしまう行為には大反対です。

わたしが存在を確信している「潜在意識」は、もっと簡単に説明ができます。

この「潜在意識」は、わかりやすくするために、「クセ」や「習慣」に置き換えて考えてもよいのかもしれません。

この「潜在意識」「クセ」「習慣」を上手に使うと、無理なく簡単に「ニコチン依存脳」からリハビリができるのです。

●習慣は潜在意識が実行している

では、「潜在意識」について、詳しく説明しましょう。

たとえば、昔の同級生や歌手の名前を思い出せなくて、そのときはうんうん考えても答えが出ず、「まったく思い出せない」とあきらめて忘れてしまったものの、次の日の朝、突然「あっ、○○さんだ！」などとひらめいた経験はありませんか？

じつはこれ、あなたは意識していなくても、あなたが考えたことを、答えが出るまで、「潜在意識」はずっと探し続けてくれていたということです。すごいことですよね。


また、あなたが普段、意識せずに行っていることはすべて、「潜在意識下《せんざいいしきか》」で行っていると考えてみてください。


特別なことではなく、毎日何気なくしていることで結構です。

毎朝の歯磨きが一番わかりやすいかもしれません。

「まずは鏡の前に立つぞ」

「歯ブラシは右手で握って、歯磨き粉の本体は左手でキープしながら、その蓋は同じく右手で開けて、軽く左手で、ちょうどよいところをもち直し……」

こんなふうにいちいち意識していたら、会社員だったら毎日遅刻してしまいます。

すべては、わざわざ意識しなくてもできますよね。

こんな感じでクライアントさんにお話しすると、「先生、それは習慣だからでは」

といわれます。

確かにそのとおりで、「習慣」なのです。

ではこの「習慣」はどうやって「習慣」になったのでしょうか？

おそらくみなさんも、何度も、何度もくり返し行ったことで、ようやく意識しなくても、勝手に動くレベルまで、体が覚えたのではないですか？

これは**「潜在意識」が覚えて実行している**ということです。


こんな「習慣」も、一種の「潜在意識」がなせる行為だと唱えると、専門家から暴論だといわれるかもしれませんが、わたしは真面目にそう考えています。

けっして、スピリチュアルでも、オカルトでもなく、みなさんも体験しているはずですよね。

「潜在意識」とは、くり返しの結果、積み重ねで脳に刷り込まれることで働くのです。

ただし、歯磨きの例は、あくまでも行動面だけでの話でしたが、じつは**「潜在意識」**

において、もっとも重要になるのが、「考え方」や「思考」なのです。

くり返ししている考え方や思考が、あなたの行動面にガッチリと浸透し、影響しています。

●潜在意識は習慣を変えないように禁煙のジャマをする！

潜在意識には、本能的に**「現状維持《げんじょういじ》の法則」**が働くとされています。

どういうことかというと、潜在意識はズバリ、保守的でかなり臆病です。とにかく、現状を維持しようとし、変化や冒険は好みません。

なぜなら潜在意識の唯一の判断基準は、「あなたが安全かどうか」だからです。今までと違う行動や思考には危険があるかもしれないので、冒険をしないほうが安全と考えます。

とにかく、考え方でも思考でも、普段の「習慣」を逸脱《いつだつ》することはありません。

たとえば、何かのきっかけで、あなたが自己啓発本を読んだとします。

「これはすごい！　ぜひ実行して習慣にしよう！」と決意するものの、なぜか、「今は時間がないから」とか「そうはいっても結局失敗するかも」「気乗りがしない。わたしのカンがピンとこないかも？」などと、何かと理由をつけて、先送りしてはいないでしょうか？

このネガティブな発想はあなたが今までに、何度も何度もくり返してやってきた「習慣」をベースに、今までのあなたをキープしようとして、「潜在意識」が強力に働いている証拠です。

いくらあなたが自分のために一念発起しようと、ポジティブにチャレンジを考えても、「潜在意識」からすれば「いつもと違うこと、新しいことは危険かもしれない」のですから、変化に対しては、必然的にブレーキをかけてきます。

だから「エイヤ！」と強い気持ちでさっさと動かないと、発想から時間が経てば経つほど、「潜在意識」がどんどん働き、ますますブレーキがかかります。

まるで味方であるはずの「潜在意識」が、成功したいと願うあなたの邪魔をしているようですが、これもある意味、**「変化して失敗する可能性」から強力にあなたを守**

ろうと思い込んでいるためなのです。

少々脱線してしまいましたが、詳しく説明したのは、「潜在意識」は間違いなく存在することを理解していただきたかったからです。

「潜在意識」は、体に悪い喫煙ですら、かたくなに現状維持しようとします。

そう、**「潜在意識」が「喫煙習慣を維持しよう」としている状態では、自分が「禁煙したい！」と思っても、禁煙はうまくいかない**のです。

脳は本来、100の性能があるにもかかわらず、ニコチンによって強制的にドーパミンを絞り出す行為をくり返すことで疲弊《ひへい》して、ニコチンなしでは、90しか能力を出せないでいるのでしたね。

にもかかわらず、潜在意識は現状維持の法則にのっとり、あなたを守るために、タバコを吸ってニコチンを補給して、一時的でも脳波を早めて、その状況に対処しようとします。

確実に脳はダメージを受けているのに、「潜在意識」は黙々と、よかれと思ってしてくれているのです。

これも脳からの指示（シグナル・サイン）の正体のひとつなのです。

その「潜在意識」に対して、「もうタバコは吸わなくても大丈夫だよ」と優しく諭してあげる手法として、「タケモト式禁煙療法」では、次項の「タバコの認知行動療法」をお勧めしています。

次に紹介する「タバコの認知行動療法」によって脳に事実を教えて、体験させてあげると、後は「潜在意識」が喫煙習慣を自動的に禁止して、今までどおりあなただけを、一途に全力で守ってくれます。

check!

・タバコという習慣をつくり出しているのは潜在意識であると理解した→□

喫煙を意識化する——認知行動療法

みなさんは**「認知行動療法《にんちこうどうりょうほう》」**という言葉を今までに聞いたことはありますか？

イギリスやアメリカでは、うつ病や不安障害の治療ガイドラインで、第一選択肢になっている治療法です。

脳の認知の仕方に働きかけて気持ちをラクにする精神療法の一種で、うつ病の初期であれば、クスリよりも効果があるともいわれています。

「認知」とは、「ものの受け取り方や、考え方」という意味です。

わたしが提唱する「タバコの認知行動療法」とは、**無意識であった脳からの指示（シグナル・サイン）を、改めて意識的に感じる＝意識化させる**ことを目的に行います。

そして、**喫煙に対して悪いイメージをもつようにする**のです。

では、「タバコの認知行動療法」をご紹介します。

タバコの認知行動療法①「脳からのシグナル・サイン」を強く意識する

禁煙する前のステップとして、**あなたがタバコを吸いたいと感じる感覚を、冷静に観察・体感してほしい**のです。

自分が感じている感覚を、「これは脳から指示(シグナル・サイン)が出ているんだ」と考え方を変換してみてください。

なるべく、意図的に大げさにイメージすると意識化させやすくなります。

自分の意思で、今まで吸っていたと思っているタバコですが、いつものように、タバコをくわえたそのときに、「これって脳からの指示で吸いたくなっているだけなんだよね」と、意識するのです。

フッとタバコが吸いたくなるときの脳の指示（シグナル・サイン）を具体的に表現すると、「なんとなく落ち着かない」「手持ち無沙汰」「口寂しい」「気だるい」「眠い」「なんとなくイライラする」「ソワソワ」という感じでしょうか。

こんなふうに感じるとタバコが吸いたくなって、今までは何気なくタバコに火をつけて吸っていましたよね。

これからは、火をつけるかどうかを、あなたの意思でハッキリと判断してください。別にガマンする必要はありません。

脳からの指示だと意識したうえで、実行するかどうかを、あなたに決断してほしいのです。これが「喫煙の意識化」です。

じつは、**これだけでも劇的に本数が減ってしまいます。**

タバコの認知行動療法②「喫煙者ウォッチング」を行う

もうひとつ、「喫煙者ウォッチング」と呼ばれる喫煙者を意識化させる手法をご紹介します。

他の禁煙指導では、喫煙する環境にはなるべく近づかないようにと指導しているケースがほとんどです。

けれどもタケモト式では、心理依存をケアするためにも、再喫煙リスクをなくすためにも、むしろ積極的に他の喫煙者を観察してくださいとお話ししています。

自分を客観的に観ることは難しいので、他の喫煙者の人を観察してもらったほうが、喫煙行為自体をより冷静に見ることができるからです。

美味しそうにタバコを吸っている人を、「これってこの人の脳から指示が出ていて、この人は脳にタバコを吸わされているんだ」と、視点を変えたイメージで、観察してみてください。

美味しそうに見えますか？

うらやましいですか？

この「喫煙者ウォッチング」は、禁煙後にも禁断症状対策として行えますが、禁煙前はまだ、**「この人も吸わされているんだ」と、視点を変えて観察するだけ**で結構ですよ。

タバコの認知行動療法③　タバコ1本当たり14・4分寿命が縮まると知る

タバコが体に悪いことを知らずに吸っている方はいないと思いますが、健康被害に関しては、いろいろな情報があふれています。

厚生労働省のホームページ内にある「たばこと健康に関する情報ページ」の中に、「たばこの煙の恐ろしさ　吸ってる人にも吸わない人にも知ってもらいたいこと」という政府インターネットテレビによる動画があります。

その動画の前半部分では、タバコの成分が非常にわかりやすく、客観的に説明されています。

一部を抜粋してご紹介します。

「イギリスで50年間、追跡調査をしたところ、喫煙者は非喫煙者と比べて10年も寿命が短くなるとの結果が出ています。日本の研究でも、女性で10年、男性で8年寿命が短くなるとのことです。一日20本を50年喫煙したとすると、トータルで36万5千本となり、これを寿命の差を10年として計算してみると、なんとタバコ**1本で14・4分の**

寿命が縮まることになります！」

吸った記憶のないタバコ1本で、そんなに寿命が縮むとは、どう考えても納得できませんよね。

今まで寿命が8年、10年短くなる、がんのリスクが高まるといわれても、正直ピンとこなかったものが、より具体的に、「1本当たり14・4分の寿命が縮まる」とされた調査結果は、より身近に感じられたのではないですか？

それもそのはず、**あなたの吸っているタバコの正体は、完全に毒の煙**です。

下の表のように、タバコの煙には、発がん物質や有害物質など、恐ろしい量の毒が

毎日欠かさず吸い込んでいる煙の成分です。
タバコ1本に「14.4分の寿命」と
引き換えにする価値がありますか？

約70種類の発がん物質

約200種類の有害物質

約4700種類の既知の化学物質

10数万種類の未知の化学物質

※第6回たばこ分科会 国立がん研究センター資料より
政府インターネットテレビ「たばこの煙の恐ろしさ　吸ってる人にも吸わない人にも知ってもらいたいこと」

含まれているのです。

この恐ろしさをよく意識しましょう。

毒の煙に、「14・4分の寿命」と引き換えにする価値がありますか？

タバコの認知行動療法④ 煙の正体を意識しながら、タバコをじっくりと吸う

次は、喫煙の「心の実況中継」です。

あなたが美味しいと感じている**タバコの煙を吸い込むときに、「その煙の正体」を、思い出してください。**

そして、「今タバコの毒の煙が、喉を通りすぎて、肺に入った」「あっという間に脳に到達する」「これで一瞬だけ脳波が速くなり、ドーパミンを強制的に絞り出しているからこんな感覚になるんだ」「こんなふうに感じるんだ」と、今吸っている感覚を、心の中で実況中継＋解説しながら、徹底的に意識化してタバコを吸ってみましょう。

この作業は、禁煙開始前に必ずくり返し実践してください。

個人差はありますが、もうこれだけで、タバコが吸えなくなる方もいます。

少なくとも、今までとはタバコを吸った感覚が違ってくるはずです。

check!

・「これは自分の意思ではなく脳からの指示だ」と意識したうえで吸うか判断した→□

・喫煙者ウォッチングで「タバコを吸わされている人」を客観的に観察した→□

・タバコの煙の正体を理解した→□

・タバコ1本に寿命14・4分と引き換えにする価値があるかどうかを考えた→□

・「毒の煙が今肺に入って、血液に吸収され……」と実況中継しながらタバコを吸った→□

禁煙を先送りにする4つの不安を解消！

本書の冒頭で、禁煙を先送りにする理由として、「4つの不安」の話をしましたが、この「4つの不安」を解消できれば、無理なく禁煙できると思いませんか、とお話ししたことを覚えているでしょうか。

ここまで読んだあなたは、この「4つの不安」に対する答えをご存じですね。

①「いつまで続くかわからない不安」への答え

喫煙年数も本数も関係なく、わずか3週間〜1カ月で、脳のリハビリは完了します。126ページからの「タケモト式禁煙療法の流れ」を読めば、もう怖くもなんともなくなるはずです。本来の機能が回復して、この頃にはニコチンの禁断症状は完全に消失しています。

また、再喫煙リスクを封じる、最強のお守りもステップ4でご紹介いたします。

②「この先の自分に、何が起こるかわからない不安」への答え

こちらも、「タケモト式禁煙療法の流れ」に、禁煙開始後に体験する禁断症状の出現ポイントを解説します。「いつ・何が・どんなふうに」が事前にわかっていれば、それに備えて、準備することができます。もう怖がる必要はありません。

③「楽しみがなくなるのではないかという不安」への答え

あなたは喫煙のメカニズムを理解して、味方と信じていたタバコがすべての元凶で、自分が「タバコのパブロフの犬」状態であったことに気づきました。ニコチンに痛めつけられている脳さえ機能回復できれば、毒物のニコチンを必要としなくても、幸福感や満足感を得ることも学習しました。

であれば、とてもその1本が「寿命14・4分」と引き換えにしてもいい楽しみとは、感じられないはずです。タバコによる痰《たん》やカラ咳、歯のヤニ、臭いも、1週間もしないうちになくなります。

きっと、あなたも3週間後に「あれ、本当だった」と感じていただけます！

④「自分ができるかどうかという不安」への答え

前述したように禁煙開始前に、「タバコの認知行動療法」で、喫煙を意識化する作業を行ってもらいます。じつはこれですでに、禁煙の予行演習をしているのです。しかもあなたは、喫煙のメカニズムを理解しています。であれば、できるかどうかの不安よりも、吸い続ける不安のほうが、大きくなっているはずですよね。

そして、ステップ5の禁断症状対策が、強力にあなたをバックアップしてくれるので、心配はまったく無用ですよ。

いかがですか？「4つの不安」は、完全に解決できましたか？

check!
・4つの不安が完全に解決できた→□

ステップ3

吸いたい気持ちを抑える感覚をつかめ！

禁煙予行練習編　「イメージ増強法」を実践、体験する

タバコが吸いたくなったら、その気持ちをごまかさずに、
「イメージ増強法」を実践します。
吸いたい気持ちを抑え込む感覚を、
本格的な禁煙を前に体験してください。

タバコが吸いたいときに効く「イメージ増強法」

本格的な禁煙をはじめる前に、タバコを吸いたくなったときの気持ちを抑え込む「イメージ増強法《ぞうきょうほう》」を体験しておきましょう。

脳があなたにタバコを吸う指令を出してきますが、その「**禁断症状**」**＝**「**タバコが吸いたい衝動**」**をもっとふくらませ、ネガティブイメージで意識化させて、体感してほしい**のです。

ステップ2でも軽く行いましたが、ステップ3ではできるだけ大げさにネガティブにイメージしてみてください。

そして、「よし！　絶対負けないぞ」「お前（脳）がしたいことはわかっているんだ」「俺の脳よ、もう心配するな！　俺が目を覚まさせてやる！」などと禁煙にからめてイメージしてみてください。

●とにかく大げさに、ホラー映画のように

イメージの方法として、たとえば、ホラー映画のワンシーンの悪魔祓《ばら》いのように、悪魔（禁断症状）が聖水をかけられ、呪文を唱えられて、顔や身体が溶ける寸前で、もがき苦しんでいる。今まさに、取りつかれた身体から、追い出されまいと抵抗している……。

タバコを吸いたいと感じている感覚を、このような悪魔祓いのイメージに置き換えて、自分にいい聞かせてみてください。

これが**「イメージ増強法」**です。

すると、この「禁断症状」＝「タバコが

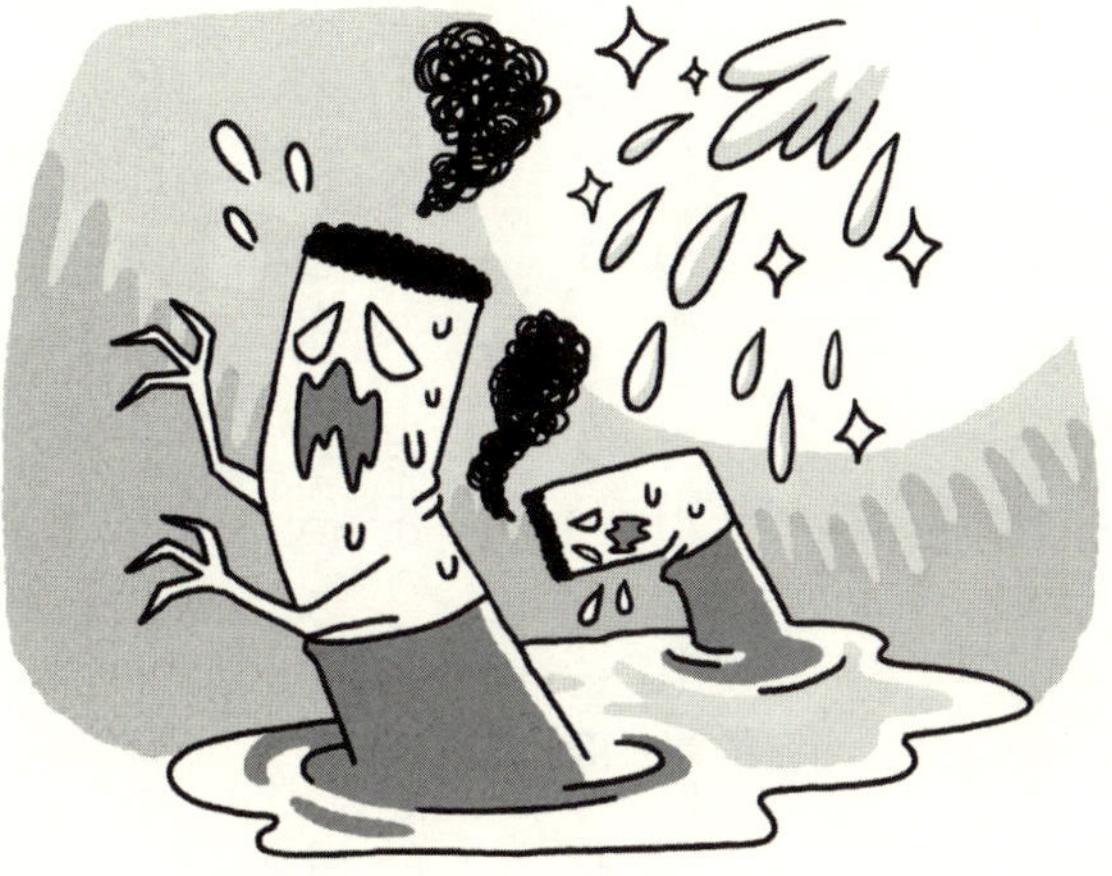

吸いたい衝動」に、不思議と冷静に対処できてしまいます。

または、次のようにイメージしてみてください。

大きくすりむいてできてしまったスリ傷（タバコ依存）が、ようやく治りかけの、カサブタ状態になっています。

むずがゆい感覚（禁断症状）があるでしょうが、かいてしまう（喫煙する）と治りかけたカサブタがベロッとめくれて、また血が出てしまいます（元通りのタバコ依存となる）。

しかし、**あと少しだけガマンすれば、傷は勝手に治ります。**しかも、この**禁断症状のピークは3日間（72時間）**です。しかも特効薬（タバコの足し算と引き算を理解）も塗っていますよね。

わずかな時間で傷は完全に治ります（禁煙成功！）。

最後は、ドラキュラ伯爵（タバコ）が、ニンニクと十字架を見せられて、もがき苦しんでいるイメージです。まさに今太陽が昇りはじめ、その光がドラキュラ伯爵を照らす直前です。
もう勝ったも同然です！

いずれのイメージも、不快感を単にごまかすのではなく、もう少し耐えるだけで悪魔は祓われて、カサブタは健康な皮膚になり、傷が治ってかいても痛くないし、ドラキュラ伯爵も滅ぼすことができる……と、あとわずかの辛抱だとイメージしてほしいのです。

ゴールが見えなければペース配分もできず、モチベーションも上がらず、不安になります。

だから「もうあと少しだけの辛抱だ」と

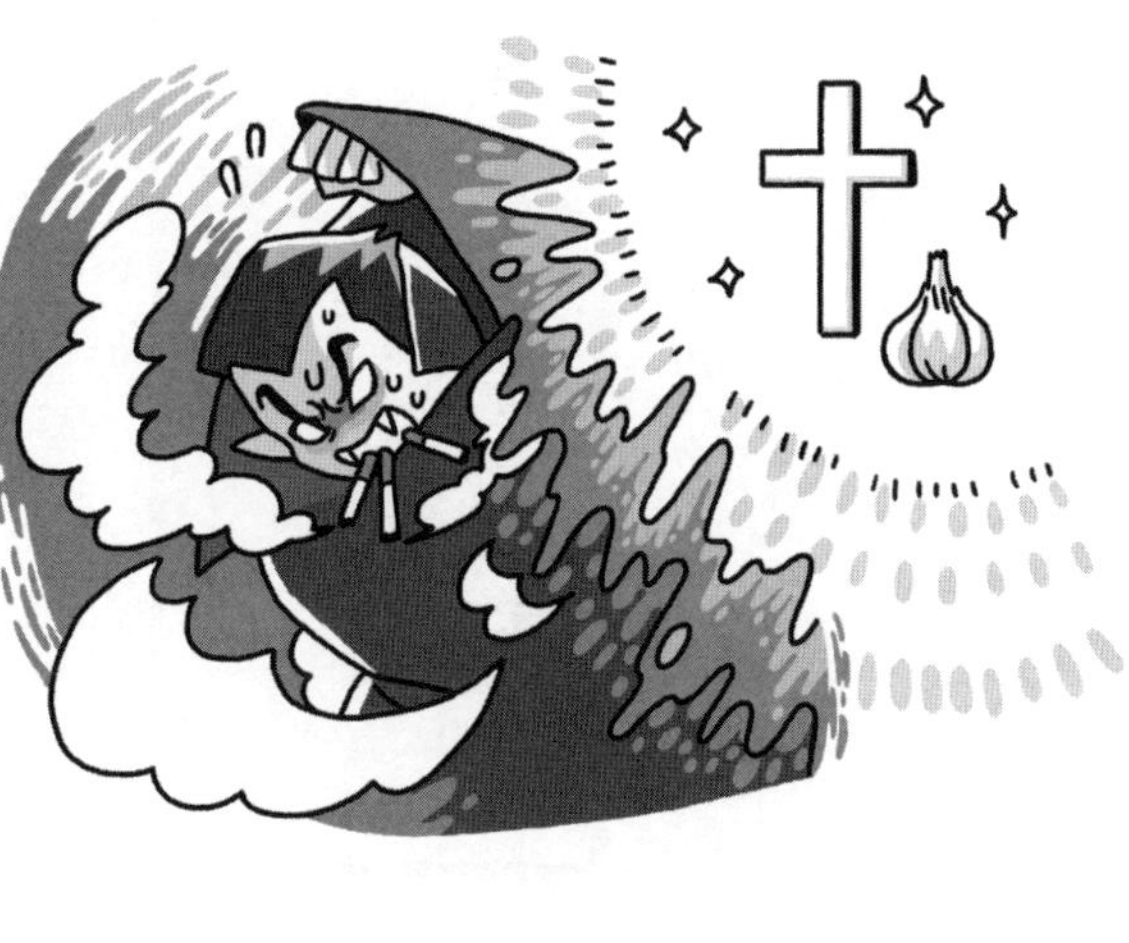

イメージすることで、悪魔からのささやきを封印してほしいのです。

check!

・「タバコが吸いたくなる＝禁断症状」を意識して体感した→□
・タバコの禁断症状は脳からの指示だと意識して感じられた→□
・傷をカサブタにするにはニコチンを絶つことだ→□
・傷をきれいに治すには特効薬（タバコの足し算と引き算を理解）を塗ることだ→□

いざ禁煙実行前に、チェックポイントを確認

このページを読んでいるのであれば、あなたはいよいよタバコと決別するのですね。では、あなたが特効薬を入手しているかどうか、もう一度ここで確認しましょう。チェックできない項目があれば、何度も読み返して、理解してからステップ４へと進んでください。

納得できない場合には、必ずそのページに戻って、もう一度読み返してください。

●プロローグ

・自分の意思でタバコを吸っている↓□（Ｐ22）

・４つの不安が解決できれば禁煙に向き合うことができると思えた↓□（Ｐ26）

・大人の別れ方をして、タバコとこの先付き合わないと思えた↓□（Ｐ30）

●ステップ1

・一日の中で、覚えていない、吸った記憶のないタバコがある→□（P40）
・喫煙によって、脳は性能が落ちている→□（P46）
・ニコチンに依存しているから、脳波が遅くなっている→□（P48）
・ニコチンの影響でドーパミンが自力では出にくくなっている→□（P48）
・喫煙のせいで他の人より幸福感のスタートラインが手前になっている→□（P48）
・「吸った記憶のないタバコ」の原因が説明できる→□（P57）
・自分の意識と、脳の指示は違う→□（P59）
・自分の意思と関係なく、脳の指示で動かされることがある→□（P59）
・脳にはあわてん坊な側面と、思い込みの強い一面がある→□（P59）
・食後のタバコは足し算ではなく引き算である→□（P63）
・タバコを吸うことで、ストレスはなくなるどころかさらに増える→□（P66）
・タバコでなくなるストレスは、タバコがつくり出したストレスだけである→□（P66）
・飲み会でたばこが吸いたくなったり美味しく感じる理由が説明できる→□（P70）

・自分が「タバコのパブロフの犬」になっていると理解できた↓□（P75）
・特効薬（タバコの足し算と引き算を理解）を手に入れた↓□（P75）

●ステップ2

・タバコという習慣をつくり出しているのは潜在意識であると理解した↓□（P80）
・「これは自分の意思ではなく脳からの指示だ」と意識したうえで吸うか判断した↓□（P90）
・喫煙者ウォッチングで「タバコを吸わされている人」を客観的に観察した↓□（P91）
・タバコの煙の正体を理解した↓□（P93）
・タバコ1本に寿命14・4分と引き換えにする価値があるかどうかを考えた↓□（P93）
・「毒の煙が今肺に入って、血液に吸収され……」と実況中継しながらタバコを吸った↓□（P95）

・4つの不安が完全に解決できた→□（P98）

●ステップ3

・「タバコが吸いたくなる＝禁断症状」を意識して体感した→□（P102）

・タバコの禁断症状は脳からの指示だと意識して感じられた→□（P102）

・傷をカサブタにするにはニコチンを絶つことだ→□（P102）

・傷をきれいに治すには特効薬（タバコの足し算と引き算を理解）を塗ることだ→□（P102）

では最後に、次の項目をチェックできたら、いよいよ実践に入っていきましょう！

check!

タバコをやめても失うものはなく、手に入るものが大きいと本心から思えた→□

ステップ4

二度とタバコを吸わないために

禁煙最終準備編　お守りとして、「未来の自分へ」を書く

いよいよ、禁煙直前！
ここでは、「未来の自分へ」のメッセージを書き上げてください。
禁煙にくじけそうになったときに非常に効果的です。

未来のあなたへ「タバコを吸わない」ためのプレゼントを贈る

当院に来られる方は、禁煙ビギナーではなく、何度も禁煙に失敗した方が大半です。

わたしはカウンセリングで、再喫煙してしまった方から、徹底的に再喫煙の理由をヒアリングするようにしています。

再喫煙してしまうのはやはり、禁煙に犠牲心を伴っていて、タバコに対する心理依存がクリアできていない方が圧倒的に多いのです。

そして、わたしが他の禁煙書籍を読んだり、セミナーなどを通して一番多く感じたのは、**心理依存をクリアして禁煙できた方でも陥る再喫煙の動機（きっかけ）は、「忘れてしまう」こと**だという点でした。

「忘れること」は、神様がわたしたちに与えてくれた能力のひとつといわれています。

人は悲しすぎる体験を、ずっと引きずっていては幸せにはなれません。深い悲しみを消せずにいると、生きていけません。

とはいえ「忘れること」は、よいことばかりではありません。

あなたはこのページをご覧になっているのであれば、きっぱり禁煙を決意したのですね。でしたらむしろ、清々しさすら感じているかもしれません。

期待と不安に胸をふくらませていると思いますが、今のあなたのピュアな気持ちを、その想いを、その願いを、今後忘れてしまう可能性があります。

そこでご紹介するのは、万一、**将来タバコで迷い、悩んでいるあなたへ伝える、今のあなたからのタイムカプセル**です。

将来のあなたのことを、あなたしか止めてあげることはできません。

その頃には、案外禁煙が簡単だったので、油断しているかもしれません。けれども、仕事がうまくいかなかったりしていることもあるでしょう。

人は生きていくうえで、これからもいろんなことが起こるでしょう。そのストレスから思わずライターに手が……なんてことも。

そこで、禁煙を決意したあなたから、迷っているかもしれない未来のあなたへ、伝えてあげてほしいのです。

なぜあなたがタバコをやめたのか、その理由を教えてあげてください！

その頃はタバコの味も忘れているかもしれません。そして、あれは美味しかったと勘違いしているかもしれません。

今のあなたは、タバコがすべての元凶で、これさえやめれば、もうタバコに悩まされることはないと確信できたから、重い禁煙の扉を開いたのです。

そんな今のあなたから、未来のあなたへの応援メッセージを書くのです。

これが、**再喫煙リスクを押さえ込む最強のアイテム**です。

汚い悪魔の誘惑を退ける、魔除けのお守りとして未来のあなたへメッセージを！

見本のように、紙に書いてもよいですし、パソコンでも携帯でも何でもOKです。

たとえば、メールとして書いて未送信で保存しておいてもよいでしょう。

実例文をご紹介しますので、参考になさってください。

未来の自分へのメッセージ

平成　　年　　月　　日

名前

禁煙を決断した私から、未来の私へ届けるメッセージ

①タバコを吸いたいと悩んでいる私へ

②二度とタバコは吸わないために、絶対に伝えたい思い

実例文A　伊藤綾乃さん（仮名）

①タバコを吸いたいと悩んでいるわたしへ

肺気腫《はいきしゅ》になる前に、なってからでは遅いから、いつかはやめなきゃならないから、今やめようよ。夜セキが出るよね。前より喘息ぽくセキが出ることが、起きて息苦しくて目覚めることがあるよね？　デメリットを思い出して。

・まわりから臭い人に見られる。
・人より劣っていると思ってしまう。
・夜、セキが出る。
・高音が出ない、続かない。
・火の元を心配して家に戻ってしまう。
・心臓病のリスクが高くなる。
・更年期のホルモン剤をもらえなくなる。
・タバコから自由になる。

・タバコに束縛されないで。
・女性ホルモンの低下。
・おばさんスモーカーになりたい？

踊っても苦しくない、声量が出る、気持ちいいパフォーマンスをするために、がんばろうよ！

②二度とタバコを吸わないために、絶対に伝えたい思い

くさいスモーカーに逆もどりしないこと。スモークフリーの自由に羽ばたく姿をイメージして。

灰の掃除をする時にいつも汚いものを片付けているのはわかってたでしょ。

もうここまでタバコと付き合ったから十分でしょ。

You are Free!

実例文B　杉山幸子さん（仮名）

①タバコを吸いたいと悩んでいるわたしへ

よかったね！　よくがんばったね！　今までタバコを吸っていないんだよね！　やっぱり偉いなあたしは！

何かご褒美は買ったのかな？　今でも手元にあるはずだよね。じゃあ、それ出して、いっしょにこれ読んでくれたら、きっと思い出してくれるよね。タバコを止めた本当の理由を。

臭いはごまかせないって、わかるって、わかっていてもガマンしてくれてたんだよ。ショック受けたよね。飲んだよね。泣いたもんね。忘れるはずないよね。そんなマジで最低だよ。

今なにがあったか知らないけど、タバコで解決できる訳ないじゃん。それわかってて、今悩んでんの？　いい加減にしようよ。人が吸ってるところ見たら最低だったもん。

また、ああなりたいの？

汚れて、くたびれるだけ。だから絶対にタバコなんか吸わないでよね！　あたしがいってるから間違いないから、だから思い出してくれたよね？　もう要らないもんね。悲しくなるから、お願いだから止めてよね。今のあたしがいうから間違いないって！

今のあたしに何があったか知らないけど、ひとつだけいえるのは、タバコは要らないってこと。それだけは、絶対にわかってほしいんだ。

もうわかってくれたよね。

多分、今よりお肌の調子も良く楽しんでいるはずだから、今のあたしが悩んでいるとしたら、このあたしを思い出して頑張れ！　あたし。

②二度とタバコを吸わないために、絶対に伝えたい思い

未来のあなたが、あたしなら、絶対に吸わないもん！　きっと後悔するよ！　マジで落ち込むよ！

たばこなんか吸っても、よいことなんかないから、タバコを止めたのに、今一本でも吸ってしまうと、何にもなんないんだよ！　何があったか知らないけど、タバコ吸っても、絶対に損するだけだよ！

今でも悩んでるんだったら、自分でホッペを叩いてみなよ！　あたしが叩いてるんだから、目を覚ましなさい！

応援してるから、きっと大丈夫だから、絶対にタバコは吸わないでよね！

信じてるからね、きっと上手く行くって祈っているから、負けんな！

実例文C　久保洋一さん（仮名）

①タバコを吸いたいと悩んでいるわたしへ

吸いはじめてもう20年以上になるから、まさかたばこを止めるなんて不思議な感じがしています。

今わたしがこれを読んでいるということは、何かに悩んでいるのかな？　何かあったのか？　嬉しいことではないことは確かかな？　仕事か、家族か、うまく行かないことがあって、落ち込んでいるから、今これを読み返しているのかな？　むしろ今はそっちの方が気になります。

そんな時に、絶対タバコなんか吸わないでくれよ！

タバコを吸っても何の解決にもならないし、得もないし、損ばかりすることになるから絶対に馬鹿な考えは止めてください。何かあったから読んでいるとして、やっぱりそっちが気になります。

けど絶対、タバコに頼らずに、違う解決策を探してください。もういい加減、毎朝の痰《たん》がからんで、咳ばかりしてる自分が嫌になって、やっと禁煙するって決めたのに、逆戻りだけはしないでください。

ずっと禁煙したかったのに、もう悩まされることになるのは止めてくれ。祐子（仮名）も喜んでくれた。忘れてはいけない。多分ずっとガマンしてくれていたはずだから、入院した時も責任を感じていたはずでは？

またタバコに手を出すことはあり得ないし、今は頭がおかしい状態のはず。とにかくタバコの誘惑に負けることなく、がんばってくれ！

②二度とタバコを吸わないために、絶対に伝えたい思い

未来のわたしへ！　絶対に吸わないでくれ！　きっと後悔するから、気付いてくれ！

吸っても、よいことなんか何にもないから、そう気付いたからタバコを止めたのに、今吸ってしまうと、何にもならない。何があったか知らないけど、タバコを吸ったら、絶対損することがわかっている。

自分を信じて、吸わないでくれ！　ガマンしてくれ！　もう戻りたくないし、戻ってはいけないから、どうか吸わないでくれ！　臭い自分に戻るつもりか？　目を覚ませ！　絶対手を出すな！

＊＊＊＊＊＊＊＊＊＊＊

いかがでしたか？

未来のあなたへのメッセージを書き終えたなら、最後のタバコに火をつけて、じっ

くり味わってください。

もう吸いたくない、吸っていない方は、無理に吸わなくても結構です。最後のタバコをもみ消した後は、灰皿も、ライターも必要ありませんよね。「ありがとう」と伝えたら、スパッと処分してください。もう、二度と使うことはありませんよね（笑）。

では、最後にわたしから、**「タバコをやめても失うものは何もなく、失っていたすべてのものが手に入る」ことを約束します。**

本当の禁煙をした先輩たちが、その一番の証拠です。

ステップ5

あなたはほぼ成功している！

実践編　自分に合った禁断症状対策を積極的に行う

ここまで読んだあなたは、喫煙のメカニズムを理解したことで、タバコへの心理依存は劇的に改善されています。

あとは脳へニコチンの兵糧責めの作業です。

各禁断症状対策を駆使して、立ち向かってください。

ついに禁煙スタート！　タケモト式禁煙療法の全容

さあ、ここまでやってきました。

準備は万端です。あなたは禁煙にほぼ成功しています。

具体的には以下のように進めます。そのほとんどは禁断症状対策といってよいでしょう。

【タケモト式禁煙療法の流れ】

●禁煙開始直前——禁断症状対策を試す

開始直前に、禁断症状対策（133ページ〜）から興味のあるものを2〜3個、さくっと試してみます。

注意点として、その中の「耳のツボ応用法」「指先のツボ応用法」「手のツボ応用法」「こめかみ圧迫法」は、本格的に禁煙をスタートする前は、1〜2回のお試し程度にとどめてください。

というのも、脳の順応力は驚くほど高いです。そのおかげで刺激に慣れやすい傾向もあるため、禁煙前はお試し程度にとどめて、禁煙をスタートしてから伝家の宝刀として、ガンガン実践することをオススメします。

●禁煙開始初日——自分への意思表示

タバコをきっぱりとやめます。

朝や昼休憩、トイレや飲み会前には、鏡の前で「キーワード・アクション」（147ページ）を行い、自分へ意思表示をしてあげてください。

●禁煙開始直後〜3日——禁断症状に注意！

○最後のタバコを吸ってから30分〜1時間後——禁断症状が現れる

最後のタバコを吸ってから30分〜1時間くらいするとニコチンが抜けて、タバコを吸いたくなります。

感覚は、「なんとなく落ち着かない気持ち」「手持ち無沙汰」「口寂しい」「気だるい」「眠い」「微妙にイライラする」「ソワソワする」など。

いわゆる、禁断症状です。

○禁断症状の持続時間は約30秒〜120秒でいったん収まる

タバコが吸いたいと感じる禁断症状の持続時間は約30秒〜120秒です。症状自体は単発で、長くは続きません。

この短い時間を乗り越えれば、感覚は落ち着いてきます。ここで紹介する禁断症状対策が絶大な効果を発揮するので、安心してください。

もし、何もしなければ、約30秒〜120秒はタバコを吸いたい衝動を感じます。その後いったんこの感覚は治まりますが、また30分〜1時間後くらいから、同じサイクルでこのサイン（不快感）が出現して、あなたになんとかニコチンを補給させようとします。このくり返しです。

○最後のタバコから24〜48時間後――タバコが吸いたいピーク期

禁煙後、24時間経過すると、ニコチンが断たれた状態となり、一番タバコを吸いたく感じます。

逆にこの時期さえ過ぎれば、少しラクになっていきます。この時期にはとくに、禁断症状対策の「イメージ増強法《ぞうきょうほう》」（102ページ）が役立ちます。ですから、何も恐れる必要はありません。ご安心あれ！

○禁煙開始72時間（3日間）――ニコチンが体外へ完全に排出される

72時間（3日間）で完全にニコチンは体外へと排出されます。

たったの3日ですよ。この時期になると、脳からの指示(シグナル・サイン)は、もうピークをすぎて、徐々に鎮静化しています。

喫煙のメカニズムを理解して、メンタル面でのケアさえできていれば、完全禁煙成功は、間違いありません。

禁煙開始後、24～72時間（3日間）が最大のヤマ場です。この期間に禁断症状のピークを迎えますが、逆にいうと、**この期間さえしのげれば、あとは拍子抜けするくらいに楽チン**です。

けっして、吸いたい気持ちをごまかさずに、意識化させる「イメージ増強法」を駆使してください。カサブタのイメージも効果的ですよ！　今だけむずがゆくても、かかなければ自然に治ります。

ゴールテープは目の前に見えています。心配せずにそのまま進んでください。あっという間にタバコが必要なくなります。

●禁煙開始2～3週間――絶対に油断してはダメ

ここまで来ると、もうあなたはタバコが気にならなくなっています。

むしろ、喫煙者のタバコのマナーのほうが気になっているでしょう。この意味はすぐわかってもらえます。

しかし、油断は禁物です。あまりにも簡単に禁煙できてしまうと、「ま、1本くらいいいか」となりがちですが、絶対にやってはいけません！　脳はそんなに甘くありません。もし、１本でも吸ってしまったら、脳が「指示（シグナル・サイン）を出せば、ニコチンが補給できてドーパミンが出せる」と再学習するので、禁煙をスタートさせたからには、立ち止まっても、絶対に後戻りをしてはいけません！　後戻りしてしまうと、禁煙の難易度が格段に上がります。この点だけは注意してください。

●禁煙開始約３週間～１カ月——脳の機能回復

もう、脳の幸福感のスタートラインは通常の位置に戻せています。脳波も、ドーパミンも回復しています。わたしがいってきたことを実感してくれているでしょう。きっとあなたも、食事だけでも、風を感じるだけでも、リラックスできることがわかるでしょう。

●禁煙開始１カ月以降～

ニコチンは完全に体外へ排出されています。強いていえば、行動記憶（後述）が曲《くせ》者《もの》かもしれません。でも安心してください。こちらも禁断症状対策でケアできます。もうあなたは立派な非喫煙者の仲間入りです。

この時期、タバコを吸った夢を見て、目覚める人がいますが、安心してください。何の問題もありません。

●吸いたくなったら「未来のあなたへ」を読み返す！

人生はいろいろあります。今までも、そしてこれからも。

何か悲しい目に遭いましたか？ 悔しい思いを味わいましたか？ 理不尽な目、ぶつける場所のない怒りや思い……けど逃げちゃダメですよ！

この時期になると、私がいうよりも、あなたがあなた自身に伝えることが、一番効果的です。くじけそうになったら、「未来のあなたへ」を読み返してください。自暴自棄になっても自傷行為（喫煙行為）はナンセンスですよ。

今のあなたの思いが、将来の最強のお守りです。

禁断症状対策とは「脳からのシグナルをごまかすこと」

では、「禁断症状対策」を、具体的に紹介いたします。

ズバリ、禁断症状対策とは、「いかに脳からのシグナルをごまかせるか！」です。

また、**脳は慣れ親しんだ数字に敏感に反応しやすい**傾向があります。

そこで、禁断症状対策には、数字のカウントダウンをちりばめました。カウントダウンをすると脳の意識がそちらに行きやすく、禁断症状対策が強力にパワーアップされます。

さらに、呼吸法は、自律神経と密接に関係しています。呼吸で自律神経をリラックスさせることで、禁煙の緊張を解きほぐして、気持ちを落ち着かせることに有効ですので、こちらも積極的に行うべきです。

それ以外の手法も、禁断症状に重きを置いた、強力な魔法です。合う合わないに個人差がありますので、自分には何がよいか、いろいろ試してみてください。

禁断症状対策①　キホンの舌甲法（いつでもどこでも）

タケモト流独自の呼吸法である「舌甲法《ぜっこうほう》」は、禁断症状対策のキホンです。周囲の人にも気づかれず、いつでもどこでも実践できるので便利です。

まず、口の中で、舌先を上あごの真ん中につけてみてください。強くつける必要はありません。コツは、舌先が頭のてっぺんを向くイメージで試すこと。そして、そのまま普通に呼吸をします。

この舌の動きをするだけで目線が上に向いたのがわかりますか？　大げさにいうと、うつむいていた顔が、正面を向くように上がった感覚はありますか？

じつは、この舌先の動きだけで、身体がバランスをとろうと働き、首の骨（頸椎《けいつい》）の並びが改善されます。

舌甲法

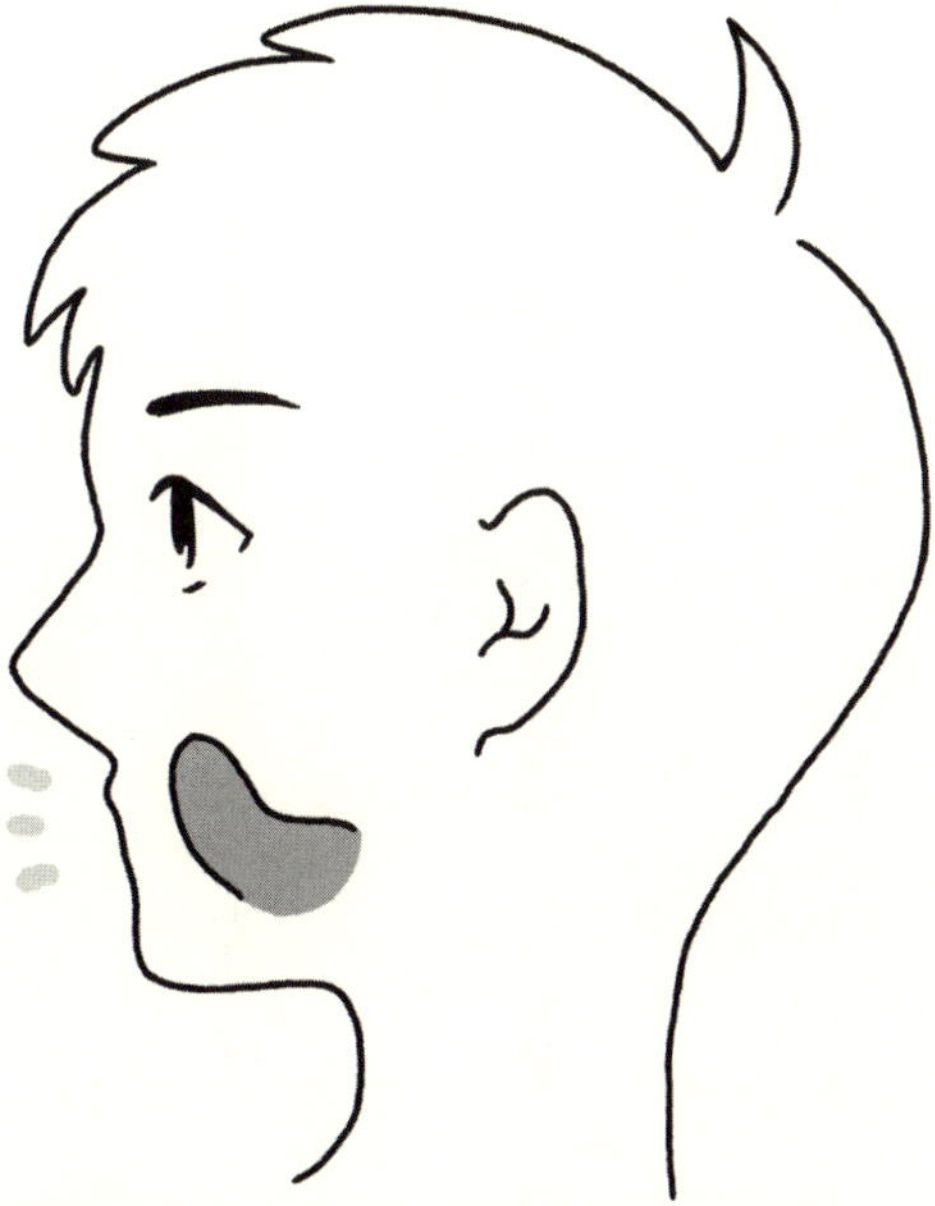

①舌先が頭のてっぺんを向くイメージで、舌先を上あごの真ん中につける。
②そのまま普通に呼吸する。

舌甲法をすると……

・姿勢が改善されて、呼吸自体が自然にゆったりと深くなる。
・口呼吸や肩コリも改善する!

禁煙症状対策② イメージ増強法（禁煙開始直後や禁断症状を感じるたびに）

禁煙開始直後には、ステップ3の「イメージ増強法」（102ページ）が絶大な効果を発揮します。

禁断症状のサインを意識化させる強力な武器となりますので、タバコが吸いたいと感じたら、そのつど徹底して行ってください。

禁断症状対策③ 耳のツボ応用法（眠気覚ましや、気だるさ、気分転換、イライラ・ソワソワに）

眠気や気だるさが気になるとき、気分転換がしたいときなどに、ぜひ実践してください。このツボは自律神経を整えるともいわれています。

左の図を参考に、舌甲法で呼吸をしながら、両耳の「神門《しんもん》」に親指を当てます。ツボの位置はだいたいで大丈夫です。

そして、耳の後ろ側から、人差し指と中指でしっかりとつまみ、イタ気持ちいいく

耳のツボ応用法

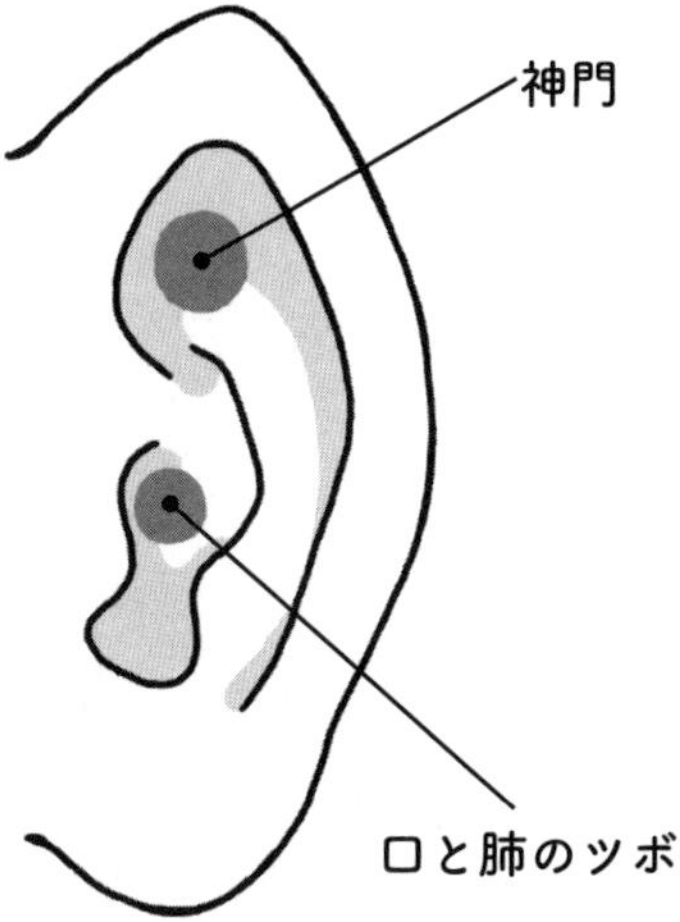

①舌甲法で呼吸しながら、両耳の「神門」に親指を当て、耳の後ろ側から人差し指と中指でしっかりとつまむ。
②イタ気持ちいいくらいの強さで左右同時に引っ張り上げたら、1から10まで数えながらグルグルと回す。さっきとは逆に回しながら、10から1まで数える。
③両耳の「口と肺のツボ」に親指を当て、人差し指と中指で後ろからつまむ。
④イタ気持ちいいくらいの強さで左右同時に引っ張り上げたら、1から10まで数えながらグルグル回す。さっきとは逆に回しながら10から1まで数える。

※ツボの位置はだいたいでかまいません。また、ツボに当てる指を人差し指と中指にして、後ろから親指でつまんでも結構です。

らいの強さで左右同時に引っ張り上げながら、グルグルと回し、頭の中で1から10まで数えます。

数えたら、今度は逆に回しながら、10から1まで数えてください。

それを終えたら、「口・肺ゾーン」のツボに移ります。

同じように、耳の穴の前にある口と肺のツボに、人差し指と中指（もしくは親指）を当て、左右同時に引っ張りながらグルグルと回します。

回しながら1から10まで数え、今度は逆に回しながら10から1まで数えます。

痛みを感じるまで強く押さえる必要はありませんよ！　あくまでイタ気持ちいい程度に。

なお、指は、後ろ前が逆になってもかまいません。つまみやすいほうで試してください。

禁断症状対策④　指先のツボ応用法（気分転換やリラックスに）

舌甲法で呼吸しながら目を閉じ、胸の前で左右の指先同士を合わせます。その際、頭のてっぺんと肛門を一直線になるように意識します。

そして、呼吸しながら頭の中でゆっくり1から15、そして15から1まで数えます。

注意点は、指の合わせ方。

指の腹ではなく、指の頂点部分を合わせると、手が丸いボールに近い形になるはずです。両脇は軽く空いていたほうがリラックスできるでしょう。

この応用法は、イライラしたり緊張したときなどに、効果を発揮してくれます。

先述したように舌甲法は呼吸が深くなりますので、やり方しだいで、ある意味「瞑《めい》想《そう》」に近いレベルになります。

禁断症状対策になるだけでなく、じつはわたしも毎日実践している、オススメのリラックス法です。

指先のツボ応用法

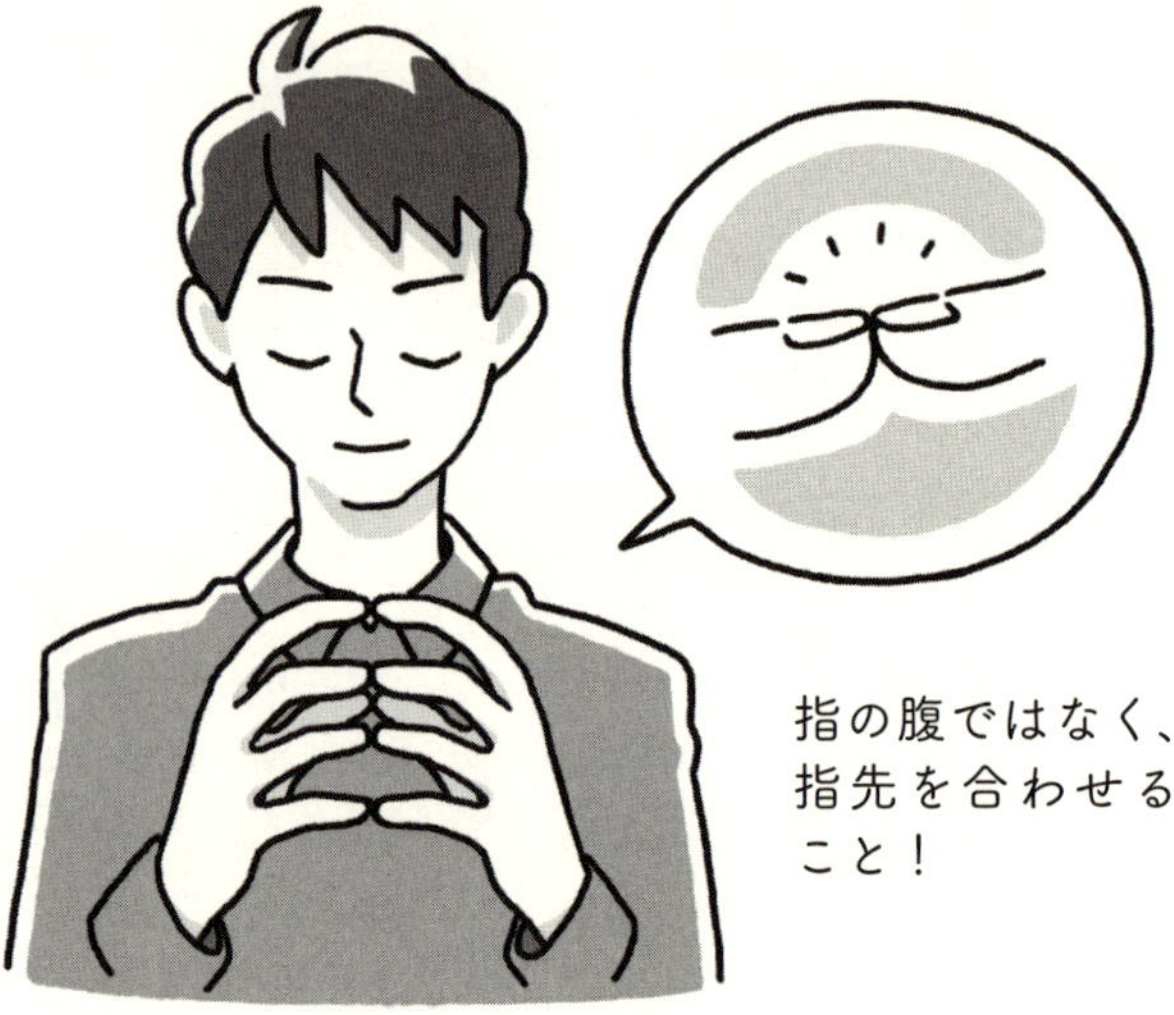

指の腹ではなく、
指先を合わせる
こと！

①舌甲法で呼吸しながら、目を閉じ、胸の前で左右の手の指先を合わせる。
このとき、頭のてっぺんと肛門が一直線になるように意識すること！

②呼吸しながら1から15までゆっくり数え、次に15から1まで数える。

禁断症状対策⑤　手のツボ応用法
(眠気覚ましや、気だるさ、気分転換、イライラ・ソワソワに。集中したいときに)

これは、手の甲にある「合谷《ごうこく》」というツボの近くを押す方法です。このツボは万能選手で、いろいろな効用が確認されていますが、とくに顔から上の症状や、目の疾患などに効果的です。

次ページの図を参考に、人差し指と親指の骨が合流する場所から、人差し指側の骨の横を親指で押すと、へこむ場所があるのが確認できると思います。そこが「合谷」です。もしわからなくても、押していくうちに、びっくりするくらい痛みを感じたり、ズシンと響く場所があるはずです。

その部分を単に押すだけではなくスライドさせて、左右それぞれ10〜20秒程度、グリグリと刺激を与えましょう。痛みを感じたりズシンと響く反応点は、毎日微妙に変わったりしますが、そのつどポイントを探ってから、親指を曲げる形で立てて、小指側にギュ〜ッと押さえ込んでください。

手のツボ応用法

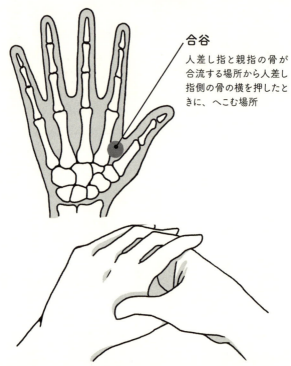

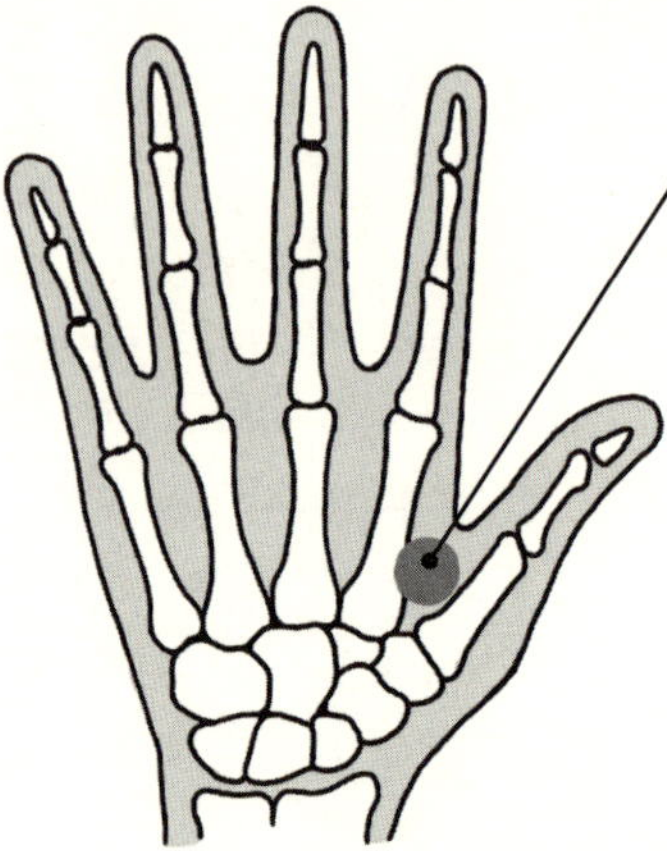

①「合谷」のツボの位置がわからなければその付近の「押してみてびっくりするくらい痛い場所」や「押すとズシンと響く場所」を探す。
②❶の部分を親指を曲げる形で立てて、小指側にグリグリと押さえ込んで刺激する。左右それぞれ10〜20秒ほど。

※痛みを感じたりズシンと響く場所は毎日変わるので、そのつど探すこと。

禁断症状対策⑥　こめかみ圧迫法（気分転換やリラックスに）

ステップ1で「こめかみハンガー」の例を挙げて、脳が早合点して不快感から逃れようとシグナルを出すことで、首が動いてしまうということをお話ししました。この反応を逆に利用する手法を紹介します。

左右のこめかみを、人差し指・中指・薬指・小指でゆっくり圧迫しながら息を吸い込み、1から5まで数えます。そして今度は押す力をゆるめながら息を吐き、5から1まで数えます。

こめかみを軽く圧迫することで、脳は必要以上に不快感を覚えますが、手をゆるめると、脳は「不快解消」と感じることができて、とてもリラックスできます。

もし指先（人差し指・中指・薬指・小指）で効果が薄いと感じる方は、両方の親指の付け根で圧迫してください。

※しっかり圧迫できていればいいので、痛くなるほど押す必要はありません。

こめかみ圧迫法

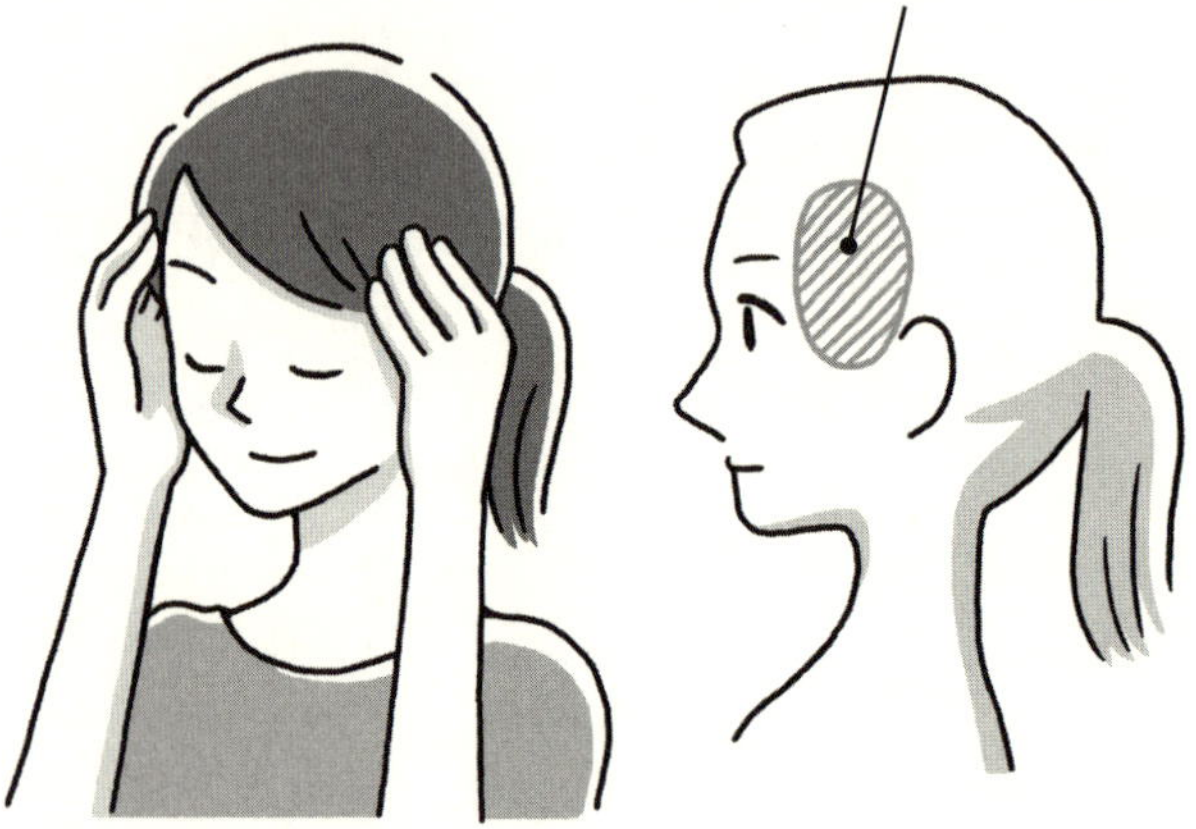

①両方のこめかみを人差し指・中指・薬指・小指でゆっくり圧迫しながら息を吸い込み、1から5まで数える。
②息を吐きながら力をゆるめ、5から1まで数える。

※しっかり圧迫できていればいいので、痛くなるまでは押さないこと！

こめかみ圧迫法は……

緊張感から解放されてリラックスできるので、クレーム対応や渋滞に巻き込まれたとき、嫌な電話の前、上司への報告前など、プレッシャーがかかるときにもオススメ！

禁断症状対策⑦　喫煙者ウォッチング
（周りにタバコを吸う人がいたり、それをうらやましいと感じたとき）

なります。

ステップ2で紹介した「喫煙者ウォッチング」（91ページ）は、禁断症状対策にも

禁断症状対策として、できるだけ大げさにネガティブにイメージしてみましょう。

今までは、タバコを吸っている人を見ると、リラックスして、ゆったりまったり、じつに美味しそうにタバコを吸っているように思えて、「いいなぁ」「俺も欲しいなぁ」とうらやましく思えていましたよね。

これは、他の喫煙者を含め、今までのあなたも、ストレスが軽くなったり癒やされたり、リラックスできるから、自分の意思でタバコを吸っていると思い込んでいたために、感じていたことだったのです。

けれども、じつは弱った脳が、脳波の遅れを回復してドーパミンを放出させるためにニコチンの補給がしたくて、機械的にタバコを吸いなさいとシグナルを出して、半

ば吸わされていただけ。ニコチン依存脳だっただけなのです。

その事実を理解できたあなたであれば、喫煙者を〝ニコチン金魚〟だと思って、そのイメージで観察してみてください。

金魚は酸素を吸うために、何度も何度も水面に顔を出し、口をパクパクさせて呼吸しなければ生きていけません。

喫煙者も同じで、せわしなくニコチンを吸い込まないと、気持ちが落ち着きません。普通の生活もできません。

いざ自分が禁煙すると、うらやましいと感じていた喫煙者たちが、口から、鼻から、モクモク・パクパクと煙を吐いていますよ。

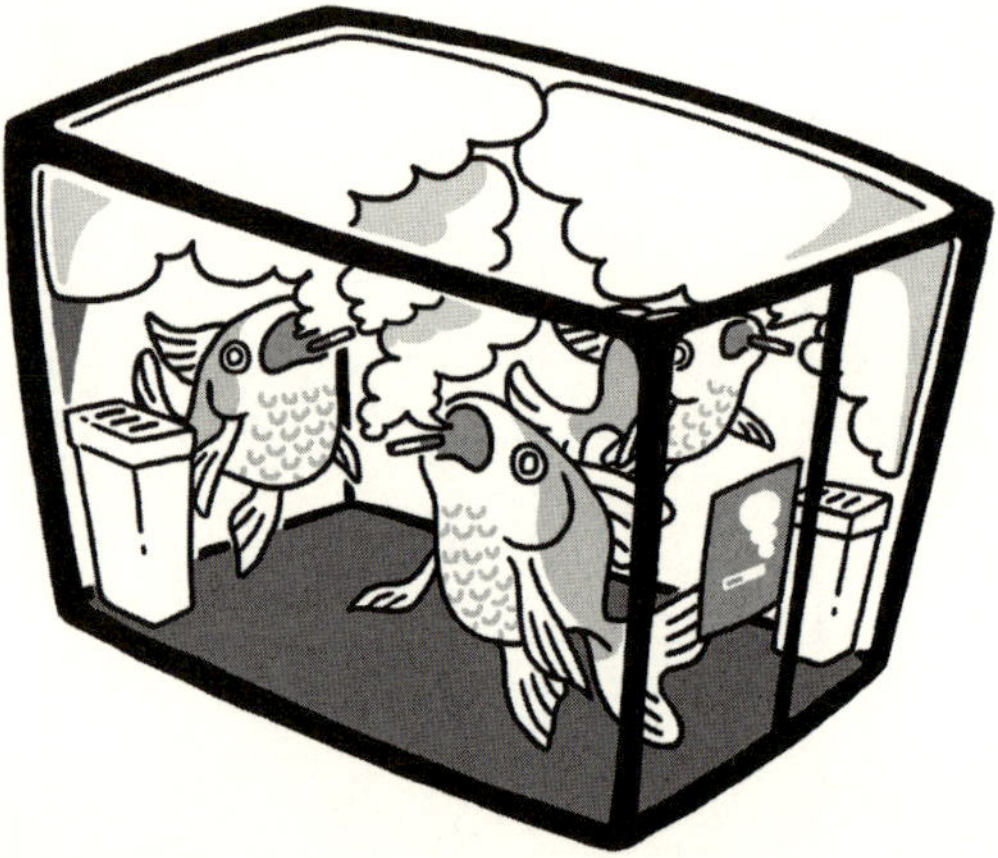

喫煙者はニコチンがないと生きていけない〝ニコチン金魚〟!

喫煙室に詰め込まれ、煙の中で、集団でモクモク・パクパクしている光景は、まさに金魚鉢の中のようです。カルキを抜いた水の代わりに、毒の煙が満たされた中で、パクパクしていますよね。

なんだか可哀想で、悲壮感すら感じてくるから不思議です。

禁断症状対策⑦　条件反射制御法――キーワード・アクション
（吸いたい衝動に駆られたときに、自分へ明確な禁煙決意を伝えるために）

みなさんは、「嗜癖《しへき》」という言葉を聞いたことはありますか？　ある特定の物質や、行動、人間関係をとくに好む性癖のことです。

アルコール依存、盗癖、ギャンブル依存など、自分ではどうすることもできない、抑えられない衝動と考えてください。

タバコがやめられないのも、「嗜癖」です。

嗜癖行動に対する、新しい治療法**「条件反射制御法《じょうけんはんしゃせいぎょほう》」**を、下総《しもふさ》精神医療センターの平井慎二《ひらいしんじ》先生が開発しました。詳しく知りたい方は『条件反射制御法入門』（著：平井慎二・長谷川直実、星和書店）をご一読ください。

その制御法のひとつが「キーワード・アクション」というものです。

当院では、この「キーワード・アクション」プログラムを禁煙に応用して、みなさんに推奨しています。今回ご紹介する**簡易版では、おまじないの呪文「わたしは、もうタバコは吸わない！」をキーワード**にします。

この呪文を「わたしは」「もう」「タバコを」「吸わない」と4分割します。

そして、「わたしは」で握り拳で胸を叩き、「もう」で手の平を胸に当て、「タバコは」でアゴに拳を当て、「吸わない」で手の平を前に出します。言葉にそれぞれ動作をミックスさせるのです。

キーワードは心の中で思うだけでなく、小さくてもいいですから声に出しましょう。言葉だけではなく、動きをミックスさせることで、脳への浸透度が格段に上がります。これは、自分の意識外の誘惑に対抗しうる、強力な手法になります。

コツは鏡を見ながら行うこと。また、実施後は、30分程度の間隔をあけることが大

キーワード・アクション

鏡の前で、声に出しながら次の動作をします。

まずは利き手で行い、もっと効果を感じたくなったら利き手でないほうで行いましょう。

吸いたい衝動を感じたら、「イメージ増強法」と合わせて実践して!

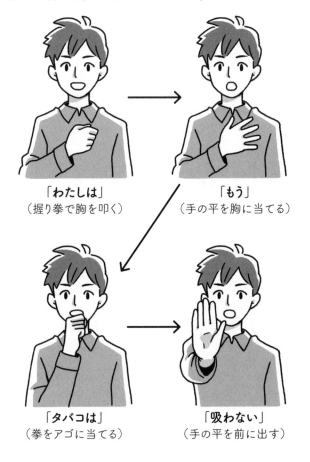

「わたしは」
（握り拳で胸を叩く）

「もう」
（手の平を胸に当てる）

「タバコは」
（拳をアゴに当てる）

「吸わない」
（手の平を前に出す）

切です。続けては行わずに、朝や昼休憩、飲み会の前や飲み会の最中など何かの区切りのときに、トイレの鏡などを見ながら行ってください。

禁断症状対策⑧　疑似体験法（タバコをふと探してしまうときに）

ニコチンも体外に排出されて、禁断症状のピークも治まり、薬物による不快症状は落ち着いているはずなのに、妙な口寂しさや手持ち無沙汰感がどうしても気になる……そんな方は、この方法を試してみましょう。

「禁煙パイプ」でも、「手元にあるボールペン」でもかまいません。それをタバコに見立てて、吸ってみてください。

単に動作や、形だけではなく、真剣に吸う演技が重要です。

口にくわえて、疑似ライター（ライターがあるものとイメージして）で火をつけて、口の中にためた煙を肺へと吸い込んでください。あなたがタバコを吸っていたときとまったく同じ感覚でやることが、一番のポイントです。

どうですか？　不思議と落ち着きますよね。

じつは、わたし自身が禁煙した頃に味わったのがこの状況でした。

食後の一服や、飲み会でのタバコは欲しませんでしたが、公園のベンチに座って、風を感じているとき、ふとした瞬間、タバコを探している自分に気づいたのです。

脳からのシグナルは、すでになくなっているにもかかわらず、「行動記憶」として身体が覚えているのでしょうか。

みなさんも切断した足の痛みを感じることがあると聞いたことはありませんか？ ある意味同じ現象なのかもしれません。

ちなみにこの方法は、禁煙前にも試してみると、たったこれだけで本数が減らせてしまいます。ある俳優さんはこの疑似体験法だけで、禁煙したと聞いたことがあります。

禁煙すると、多くの人が太るのは腸内細菌のせい？

さて、次に紹介するものは、禁断症状対策だけでなく、ダイエットにも効果的です。いざ禁煙すると、多くの方が太る傾向にあることが確認されています。禁煙の副産物であり、唯一のデメリットといえるかもしれません。

じつは、わたしも禁煙して1年間で、8キロも太ってしまいました。その後、後述の「げんこつダイエット」でやせましたが……。

禁煙した最初の年に、4～5キロ太る傾向があるとの研究結果も発表されています。

禁煙で太る理由は諸説ありますが、その代表的なものとして、

1. 味覚・嗅覚が正常化して、食事が美味しく感じられ食べすぎてしまう。
2. 口寂しいので、ついつい間食してしまう。
3. ストレスによるドカ食い。

4. ニコチンによる脳への食欲減退作用や、基礎代謝亢進作用がなくなる（2011年エール大学の研究成果による）。

5. 腸内細菌説。

が挙げられます。

ここで、やはり興味深いのは「5. 腸内細菌説」ではないでしょうか？　食事量が変わらない、むしろ少ないにもかかわらず、消化の変化によって太ってしまうという衝撃的な内容です。

スイスのチューリッヒ大学病院の研究者らの論文によれば、「禁煙した人が太りやすい理由は、喫煙前よりも食欲が増して多くの量を食べているからではなく、腸内細菌の変化に原因があるからかもしれない」とのことです。

研究者のゲルハルト・ログラ教授は「禁煙すると腸内の細菌株の多様性が変化し、肥満症クライアントの腸内のプロテオバクテリアとバクテロイデスという2種類の細菌が増加。結果として、食べ物が排泄物として体外に排出されずに、通常よりも多くの脂肪に変換される」として、禁煙後にカロリー摂取量を減らした人でも、十分太る傾向があることを指摘しています。

禁断症状対策⑨ 強制腹式呼吸法「げんこつダイエット」（禁煙太り、眠気、気だるさ、気分転換、集中力アップ、イライラ・ソワソワに）

以前は、クライアントさんから「禁煙すると太りますよね？」と質問されても、「それだけ体が健康になった証拠ですよ」「まずは禁煙してからダイエットは考えましょう」と、お茶をにごす程度のアドバイスしかできませんでした。

が、経過観察中の男性（50代）への近況ヒアリングで「先生、ベルトの穴ひとつぶんやせましたよ」との話を聞いて妙に心配になりました。「一度内科で受診してみては」と勧めたくらいでした。禁煙指導の経験上、太ることはあっても、やせることはまれなケースだからです。

当のご本人は「食欲もあり、ご飯も美味しい、息切れもなくなって、すこぶる元気ですよ」といいます。しかし、特別運動もしていないとのことでしたので、余計心配した記憶があります。

さらに詳しくヒアリングを行ったところ、禁断症状対策として、わたしがレクチャーした「強制腹式呼吸法《きょうせいふくしきこきゅうほう》」が、本人には合っていて、暇があればやっていたとのことでした。

そこで、他のクライアントさんにもお願いして、効果を検証したところ、驚くほど減量（ダイエット）に効果的であることが確認できました。

禁煙の副産物（デメリット）である、**禁煙太りを解消する手法として偶然発見できたのが、この強制腹式呼吸法「げんこつダイエット」**です。

じつは、これでわたし自身も85キロから79キロにやせました。要した期間は4カ月程度です！

●強制腹式呼吸法「げんこつダイエット」のやり方

腹式呼吸が体によいことはたびたびいわれてますが、一見簡単そうでも、できていない方が大半です。単に鼻から吸って、口から吐き出すだけでは、腹式呼吸になりません。よほど意識しないと、効果的な腹式呼吸はできないのです。

風船ダイエットのように道具を使う方法もありますが、ここでは、道具を一切使用しなくても、必ず腹式呼吸ができる手法を紹介します。

ダイエットにもなり、禁断症状対策にもなる「げんこつダイエット」です。

①左右どちらか、やりやすい腕の親指を外に出して、手を軽く握って「げんこつ」を作ります。
親指は他の指の中に入れないで、必ず外に出して握ってください。

げんこつダイエット

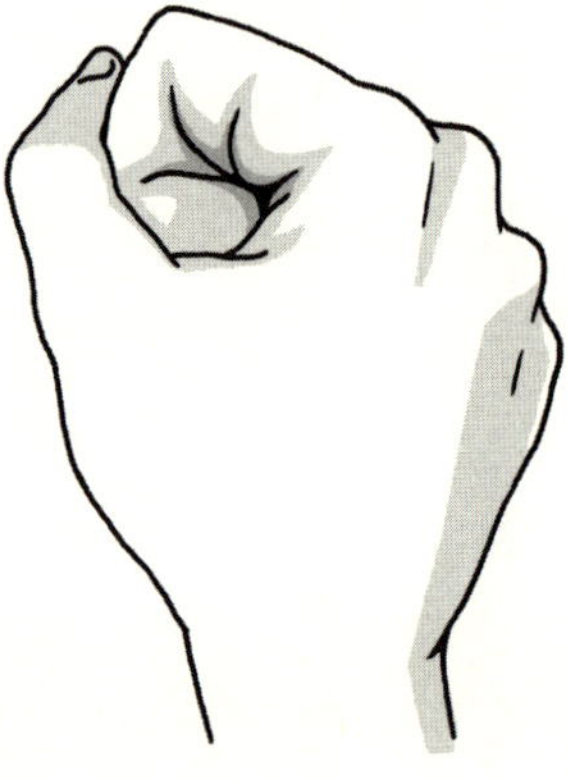

① 親指を外に出して、
軽く手を握る。
手は左右どちらでもいいが、親指は拳の中に入れず、
必ず外に出すこと。

②❶のげんこつの、親指と人差し指でつくられた丸い部分を口元に当てがいます。
このときに、人差し指のつけ根と第二関節でできた三角形が真上に向くように口をふさぎ、空気が漏れないようにギュッと固く拳を握って、口元に密着させ、しっかりと蓋をするようにします。

正しくセッティングできれば、手首は軽く甲側に曲がる形になるはずです。手の平側に折れる形は間違いです。

コツがつかめるまでは、肩幅の広さで足を広げて立ちましょう。

慣れてくれば、座っていても、テレビを観ながらでもかまいません。

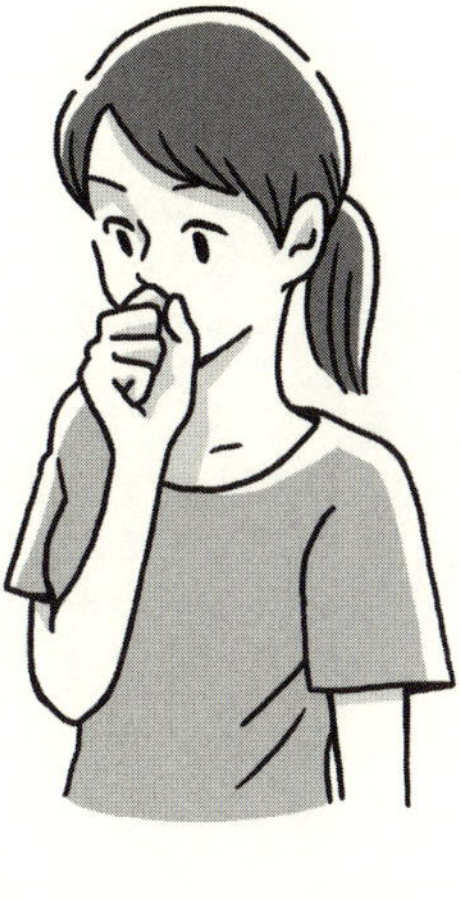

②　❶のげんこつの、親指と人差し指で作られた丸い部分を口元に当てる。
このとき、人差し指の三角形が真上を向くように拳を当てること。また、ひじを体から話さないように脇をしめると、手首が軽く反る形になる。

③口に当てた拳をギュッと固く握り、口元をしっかりふさぎながら、鼻から息を吸い込みます。

慣れてきたら、しっかりと大きく息を吸い込んだほうが効果的ですが、慣れるまでは、軽く吸い込むだけで結構です。

④拳で口元をふさいだまま、口から大きく思いきり息を吐き出してください。

空気を漏らさないように、しっかりと握った拳で口をふさげていれば、「プ〜」と音がするはずです。

音がするくらいに握り拳でしっかり口をふさいで、息を吐き出しましょう。

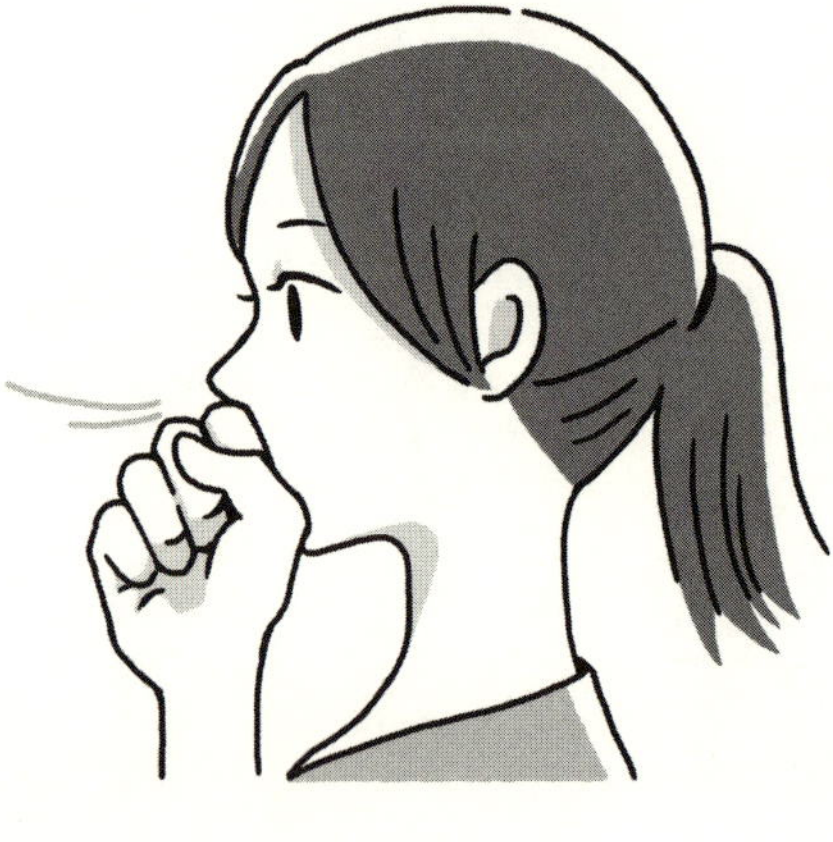

③ 口に当てた拳を固く握り、口元をしっかりふさいで、鼻から息を吸い込む。
慣れるまでは軽く、慣れてきたら大きく吸い込んでください。

慣れてくると、音を鳴らさなくても、「シュー」という息漏れ音だけで、腹式呼吸ができるようになります。

※東洋医学の鍼灸では、おヘソは神闕《しんけつ》というツボになりますが、みなさんは、臍下《さいか》丹田《たんでん》という言葉を聞いたことはありませんか？

丹田は氣《き》をためる貯蔵庫といえる場所で、おヘソの下3寸（人差し指から小指まで揃えた長さ5～6センチ）のところにあると伝えられています。

この場所をあいている側の手先（人差し指・中指・薬指・小指）でしっかりと、お

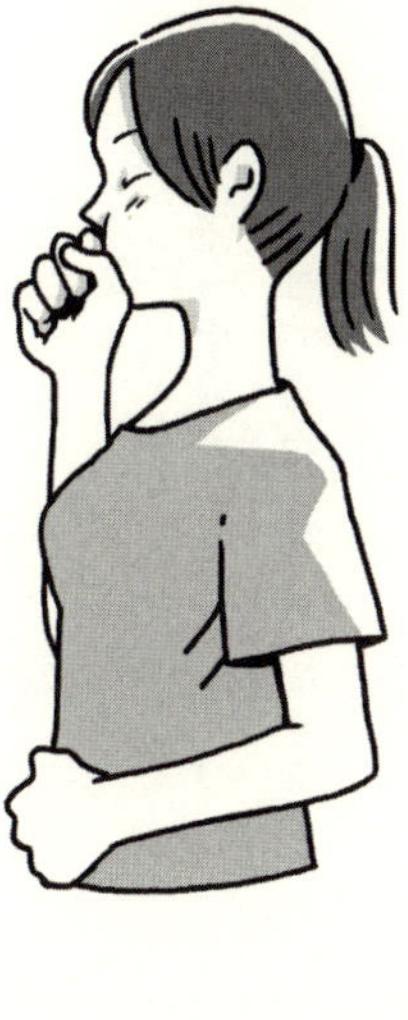

④　固く握った拳で口元をふさいだまま、口から思いきり息を吐き出す。
このとき「プ～」と音がするくらい、拳でしっかり口をふさぐこと。また、おなかを触って力が入っているか確認してください。

※腹式呼吸がしっかりできていれば、耳の下やエラの後ろ、首までプクッとふくらみます。
慣れてくると「シュ～」という息漏れ音だけで、腹式呼吸ができるようになります。

腹側に押さえ込んでください。

息を吐き出しながら、ここに力が入っているかどうか、固くなっているかどうかを確認してください。

お腹の上のほうは比較的力が入りやすくても、下腹のほうは難しいものです。でも、しっかり口を握り拳で蓋をして息を吐き出せば、誰でも腹式呼吸ができるようになりますよ。

●よりダイエット効果を上げる方法「ドローイング」

タバコが吸いたいイライラや、モヤモヤであればこの動きだけでも十分効果はあります。

しかし、もっと体重を落としたい方は、ぜひ「ドローイング」をプラスしてください。

ドローイングとはお腹を凹ませる動きのことです。

先ほど説明した丹田をできるだけ凹ませるよう意識して、息を大きく、深く、力いっぱい吐き出しましょう。

これで代謝がアップし、インナーマッスルを鍛える効果も期待できます。

「げんこつダイエット」はイメージ増強法や条件反射制御法と合わせて、吸いたい衝動にかられたときはもちろんですが、太りたくない方はどんどん実践してください。

やればやるだけ結果が出ますよ。

禁断症状別・オススメ対策法（一覧）

ステップ5の禁断症状対策を一覧にしました。ご自分の症状に照らしあわせて、ぜひご活用ください。

○とにかくタバコが吸いたくなったら

イメージ増強法（102ページ）は、禁煙開始後タバコが吸いたくなるたびに、必ず行ってください！

脳からの指示（シグナル・サイン）である事実を意識化させるのに不可欠な手法です。

潜在意識も優しく諭してあげられます。とにかく意識化を徹底的に実践してください。

○朝、昼、また飲み会などでタバコが吸いたくなったら

タバコが吸いたくなる朝、昼休憩、飲み会の前や、飲み会の最中などは、トイレで鏡を見ながら、条件反射制御のキーワードアクション（147ページ）をやりましょう。

ひとつの区切りに、自分へ明確なメッセージを伝えてあげるのに効果絶大です。

○気分転換やリラックスしたくなったら

指先のツボ応用法（139ページ）・こめかみ圧迫法（143ページ）など。

○眠気や気だるさ、イライラ・ソワソワを感じたら。気分転換したいときに

手のツボ応用法（141ページ）・耳のツボ応用法（136ページ）・強制複式呼吸法（154ページ）など。

○禁煙太りを感じたら

禁煙太り対策には強制複式呼吸法（154ページ）をオススメします。テレビを観ながらでも結構です。やればやるだけ、効果が出ます。

太りたくなければドンドン実践してください。とくに普段運動していない方は、面白いくらいにやせられますよ。

先輩賢者はかく闘えり！
こうして禁煙に成功した！　体験談

同じ悩みを抱えた先輩たちの経験談をご紹介します。
あなたの禁煙の一助になれば幸いです。

ここからはタケモト式禁煙療法で禁煙できた方の体験談を、一部ご紹介します。みなさんの禁煙の参考になれば幸いです。

妊娠中に禁煙成功!　今では夫の禁煙を願うように

Aさんは30代、休職中で、妊娠3カ月です。ご主人も愛煙家で、奥様は妊娠をきっかけに禁煙を決意されたとのことですが、ご主人はタバコをやめる気はさらさらなく、当日も奥様お一人でいらっしゃいました。

このように明確に理由がある場合は、禁煙するのは比較的スムーズです。ちなみにAさんは、お姉さんの紹介で来院されました。

そのお姉さんは、総合病院勤務のバリバリの看護師さんで、喫煙歴は20年以上のベテラン選手でしたが、ご自分も妊娠中は禁煙していたのに、出産後、再喫煙してしまった苦い経験をおもちの方です。そのときにサポートさせていただいたご縁で、今回同じ過ちを犯させないために、妹さんの紹介に至りました。

Aさんは2回のカウンセリングで禁煙でき、その後も続いています。

●こんなにコワイ、妊娠と喫煙の関係

２０１６年の環境省の調査では、妊娠中にタバコを吸うと、出生時の子どもの体重が、男女ともに平均１００グラム以上少なく、平均が３０００グラムを下回っていたとのことです。

また妊娠時の喫煙本数は、子どもの知能指数にも影響しているといわれています。

妊娠中の喫煙は当然論外なのですが、喫煙のメカニズムを理解しないまま、つまり、タバコに魅力を感じたままで無理やり禁煙したとしても、出産後に育児のストレスなどが重なって、つい再喫煙してしまうケースが多く見受けられます。

ニコチン依存からは完全に脱出しているはずなのに、脳からの指示（シグナル・サイン）もとうに消えているはずなのに、なぜタバコを吸ってしまったのか？　この原因は、タバコに対して、有利な足し算と引き算（63ページ）の記憶が、脳に鮮明に残

っていたからです。タバコに対する幻想が残っているからです。

禁煙中の妊婦さんや、出産後の方にも、ぜひこの喫煙の仕組みを理解していただきたいと思います。ここで心理依存さえクリアできれば、もう二度と、タバコの罠にはまることはありません。妊娠していない方もせっかくのチャンスですので、本書の内容を妊婦さんに教えていただければ幸いです。

●吸わない人にははっきりわかる「タバコの臭さ」

Aさんの話に戻りますが、彼女にとって、タバコをやめてから何がつらかったかを聞きました。

やめてからわかったのがニオイだったそうです。ご主人はまだ愛煙家で、換気扇の下で吸ってくれているとのことですが、衣服のニオイと口臭がどうしても気になってしまい、自分勝手なことは理解していますが、1日も早くやめてほしいと心から願っているとのことでした。

みなさんは、「犬の鼻」の話を聞いたことはないでしょうか？　これは、犬を飼っている家のニオイの話です。

どの家でも、多少のニオイはあるものです。じつはうちもそうですが、ワンちゃんを飼っている家では、気にならないニオイ、気づかないニオイがあるのです。でも、飼っていない方からすれば、明らかに感じる異臭です。

これに関しては、各ご家庭の事情もあり、そこまで気にする必要はないと思いますが、タバコはどうですか？　吸わない人は確実にわかっていますよ！

タバコのニオイは洗口液で口をすすいでも、ごまかせません。

次はこのケースで禁煙を決意された方のお話を紹介します。

介護の仕事中に「臭い」といわれ禁煙。ダイエットにも成功！

Hさんは20代、介護施設にお勤めの女性です。出身は宮城県とのことですが、色白でまっすぐな目をしていて、がんばり屋さんに感じました。

彼女は坂本龍一さんの大ファンで、坂本さんがニューヨークでハリ治療によってタバコをやめたというブログを見て、ネットで検索して当院を受診されました。

禁煙を決意した理由は、介護施設に入所している方からいわれた次のひと言です。

「あなた、タバコはやめたほうがいいわよ」

ニオイには気をつけていたそうですが、介助するときに抱きかかえたりすることも多いもの。

「ごまかすことはできないんですよね……。今までずっとガマンしてくれていたと思うと、申し訳なくて……」と、Hさんは小さな声で話されました。

●強制腹式呼吸法でダイエットも！

このひと言を放った入居者の女性は、嫌味でいったのではありませんでした。じつは、この方はヘビースモーカーのご主人を肺がんで亡くされたそうです。Hさんを心配してくれたからだったのです。

それにしても、反発することなく、素直に禁煙に向かい合ったHさんはすばらしいと思いました。もちろん、禁煙にも成功しました。

今後もきっと潜在意識が守ってくれると、確信しています。

Hさんは少し体重を気にされてましたが、強制腹式呼吸法でダイエットもできました。彼女は絶対に幸せになります！　潜在意識とわたしが保証します。

ドクターストップからの禁煙。指先のツボ応用法で嗅覚も敏感に！

Bさんは60代。ドクターストップがかかり、奥様の勧めでご夫婦で来院されました。タワーマンションの管理組合の理事長をされている方で、退職前は、ゼネコンにお勤めでいらっしゃいました。

上の歯は明らかに差し歯とわかる、きれいな歯並びです。その反面、下の歯は40年以上の愛煙家だとわかる、ヤニで黄ばんだご自分の歯のようでした。

Bさんご本人は「肺がんになっても吸い続けると決めていたんだ」と、自慢げに話していきます。ご本人は気づいていませんが、話す途中で、痰《たん》がからむのか、何度も何度も咳払いをくり返していました。それでもカスレ気味の声で、熱心にお話ししてくれました。

その隣で、心配そうにうなずいて相槌をうっている奥さんが印象的でした。

蛇足ですが、最近では管理組合でもバルコニーでの喫煙行為でもめるケースが目立ってきているとのことで、管理会社からも対応策に関して、話が入っているそうです。今後は、ホタル族はおろか、換気扇族にまで矛先が向かう可能性も否定できません。

●指先のツボ応用法で朝の散歩も楽しく！

Bさんももちろん、禁煙に成功しました。

Bさんは話好きなので、来院後も何度かカウンセリングをさせていただきました。指先のツボ応用法が気に入って、朝の散歩途中でのルーティーンになっているそうです。「雨上がりの公園で指先のツボ応用法を行うと「土のハラワタの匂いがするんだ」と素敵な表現をしていました。

この詩的な表現が、妙に気に入ってしまい、わたしも雨上がりの公園では、必ずやっています。とくに木々が多い場所では、「山のハラワタの匂い」がします。

みなさんもお試しください！

障害をもつ子どものために禁煙を決意。「やめられないタバコ」も克服！

わたしは台東区《たいとう》の根岸に住んでいるのですが、今回来院された40代のDさんは、わたしがよく行く老舗《しにせ》の鰻屋《うなぎや》さんの若旦那さんです。

禁煙を決意した理由を聞くと、「鰻の煙を嫌でも吸うのに、このうえタバコの煙まで、バカみたいにいつまでも吸っていられない」と、冗談めかして話していました。

いろいろ話し込んでいくうちに、どうしてもやめられない、やめたくないタバコは、仕込みを終えた後の一服と、客がはけた後の一服だということがわかりました。

Dさんは大学卒業後、サラリーマン生活をしていたそうですが、お父さまの体調が優れないとのことで、ついに家業を継ぐ決心をして修業に入ったそうです。その頃、本当に心からリラックスできた瞬間が、このタバコタイムだったとのこと。

お父さまもヘビースモーカーで、肺気腫《はいきしゅ》を患われたそうです。

Dさんは1回のみのカウンセリングで「イメージ増強法」と「擬似体験法」がズバリと決まり、見事に禁煙に成功しました。

後日談ですが、Dさんご夫婦は、障害をもったお子さんを授かっていたそうです。できるだけお子さんの環境をよくできるように、というのが禁煙を決めた本当の理由と知って、わたしは「この兄ちゃん、カッコいいな」と思いました。

「喫煙者ウォッチング」で自分を客観視でき、禁煙成功！

Gさんは40代、かつてはアメリカのミュージカル公演で、各州に巡業していたバリバリのプロダンサーだった女性です。現在は会社役員で、姿勢も覇気もすばらしく、独特のオーラをおもちの、いわゆるタバコの似合うイメージの方です。

この方とは、東京都台東区役所の前にある喫煙所までいっしょに行って、喫煙者ウォッチングをしながら、ニコチン金魚の実況中継＋解説をしました。

Gさんは最初、ゲラゲラ笑っていましたが、「Gさんもそう見えてるんですよ」というわたしの言葉が響いたそうです。

その後、実際ファミレスの喫煙席に陣取っている人たちを見て、「自分はここにいる場合じゃない」と考えたといっていました。

Gさんは1回のみのカウンセリングで禁煙に成功しました。何といっても、喫煙者ウォッチングが効果的だったようです。

喫煙者ウォッチングはアフレコで解説すると面白いので、みなさんも試してみてください。

また、Gさんは強制腹式呼吸法もダイレクトに下腹に効いているといい、椅子から両足を上げるという、ご自分で改良した方法を実践しています。

「今度いっしょに本を出しましょうよ」とわたしにいうなど、もう禁煙できたことは忘れて、かなり先を見ているGさん。潜在意識の項目で、思考や考え方も習慣化すると説明しましたが、この方とお話しすると、「潜在意識に、プラス思考の習慣化ができているんだなあ」と感じます。

ニコチン依存症のメカニズムを理解できたら、禁煙も成功できた！

Eさんは40代、エステとネイルサロンを経営している、典型的なやり手の女性経営者の方です。

「喫煙者は脳波が遅くなっている」と説明すると納得できないと噛みつかれてしまいました。そこで関連書籍を示したのですが、その説明でも納得してもらえませんでした。

しかし、カウンセリングルームのモニターでネットの情報を何個も拾ってもらい、ようやく納得していただきました。

納得してもらうまでは大変でしたが、Eさんのその後の理解の早さには驚かされました。

ちなみに、そのときの説得に使った表現を、本書にも使わせてもらいました。それは「ニコチン依存脳」の項目に書いた次の表現です。大事なので、再度書きますね。

「自分ではピンとこないかもしれませんが、これは科学的に証明されている事実として、自覚してください。

地球が回っていることと同じ理屈で、客観的な事実として、しっかり認識しましょう。今まで自覚症状はなくても、今回の検査で病気が発見されたくらいのイメージでも結構です。」

Eさんは、納得するまでは大変でしたが、理解が早かったので、1回のカウンセリングと「タバコの認知行動療法」だけで禁煙に成功しました。

「わたし、もう吸いたくありません」とおっしゃってから、現在も1本も吸っていません。

ちなみに、強制腹式呼吸法に、「げんこつダイエット」のネーミングしてくれたのもEさんです。

強制的な禁煙セミナー参加だったものの、「喫煙者ウォッチング」で禁煙！

わたしは中小企業をメインに、社外講師としての禁煙セミナー活動もしています。あるとき、禁煙のお手伝いをさせていただいた印刷会社の社長さんの肝いりで、部長のFさんと部下に当たるOさんの2名がセミナーに参加されました。

社長さんが退席された後のセミナーでは、禁煙に反発するFさんが、内容を揶揄《やゆ》するような質問してきたりしました。悪気のある方ではありませんでしたが……。

Oさんに対しては、休憩中の喫煙所で、タバコ片手に携帯で大声で話しているFさんの姿を、わたしは「喫煙者ウォッチング」として、ニコチン金魚のモデルにして解説してあげました。

Fさんのヤニのついた黄色い歯、独特の口臭とお決まりの痰の咳払い……。たいへん失礼ですが、見事な教材です。

これを見て、Oさんはタバコをキッパリやめたそうです。

たった一度の駆け足のセミナーでしたが、Oさんはもう大丈夫だと確信しました。

ちなみに、Fさんのほうはまだがんばってタバコを続け、空咳をくり返しているそうです。Fさんも禁煙していたら格好よかったのですが、現実はドラマのようにはいきませんね。

あなたはFさんとOさん、どちらになりたいですか？

エピローグ　ヘビースモーカーだったわたしから、みなさんへ贈る言葉

最後まで読んでいただき、ありがとうございました。さて、今のあなたはどんな気分ですか？　ゲームの裏技を知った気分とでもいいましょうか。きっとワクワクしているのではないですか？

最初に本書を手に取ったときと今のあなたでは、タバコへの価値観や執着心、これからはじまる禁煙に対してまでも、まったく違う感覚になっていることでしょう。

まだ自信がないですか？　もうそんなことはありませんよね！

このページに目を通しているのであれば、無理なく禁煙への扉を開き、これから新しい体験をすることでしょう。

今はまだ半信半疑でもかまいません。

あと少しすれば、本当だったと実感してもらえます。

確かに、あなたにとってタバコは、唯一無二の存在であり、どんなときもずっとそばにいて、あなたの支えになってくれていましたね。家族や、恋人にも見せられない姿をさらけ出せる、まさに、最強の相棒と呼べるタバコと決別することになったにもかかわらず、今のあなたは妙にサバサバして、不思議と穏やかな気持ちではないですか？

その気持ちは、タバコの仕組みを理解できたことで、これから起こることがわかって、怖さよりも禁煙への興味が大きくなっているからです。これなら、タバコと縁が切れそうだと感じているからです。

そして、どうか安心してください！
あなたは、もう二度とタバコの罠にハマることはありません。1週間もすれば、タバコのことすら気にならなくなっています。

かくいうわたしも、タバコのない生活なんて想像もできない一人でした。お金のない時代は、食費を削ってでも、タバコだけは吸い続けていました。30代の頃、胆嚢《たんのう》摘出手術で入院したときも、いつになればタバコが吸えるのか、そればかり考えていました。

歩行許可が出たとたん、お腹の傷を押さえて、移動式の点滴台を押して喫煙所に向かいました。そのときに吸ったタバコの味は忘れてしまいましたが、黄色の点滴袋を下げ喉に開けられた穴にチューブを付けられているおばあさんが、ゼーゼーと咳き込みながらタバコを吸っている姿だけは、鮮明に思い出せます。

「そこまでしてタバコを……」と、妙な安心感を覚えた反面、どこか見たくなかった後味の悪さも覚えています。

その後、風邪を引いて、不味いと思いながらも、その不味いタバコを吸い続けている自分に気づいてからは、毎朝、痰《たん》がからんだり咳をするたび、そのときの入院時の光景を思い出すようになり、これがキッカケで、禁煙に何度も挑戦しました。

が、3日ともたずに、ことごとく失敗してしまいました。禁煙と喫煙をくり返すこと7年……つい イライラしてしまい、逆に家族からは迷惑だから吸ってくれといわれたことすらあるわたしが、今では禁煙のお手伝いを仕事にしています。

わたし自身は2005年にようやく禁煙に成功し、今に至ります。

本書で紹介した「タケモト式禁煙療法」は、わたしが単に鍼灸師《しんきゅうし》だっただけでは、思いもつかなかったと確信しています。

喫煙者だったわたしが感じた思いや、自身の失敗から学んだことをベースにし、科学の進歩で解明された事実が持論を後押ししてくれたこともあり、とにかく積極的に喫煙者の方々とお話しさせていただきました。

このときにいくつものヒントや、活きたアドバイスをいただき、ブラッシュアップをくり返して新しい禁煙法が完成しました。

これもわたしの持論ですが、**タバコを吸った経験のない人が、禁煙治療や、指導す**

ることは難しいと思います。**「タバコの味を知らぬ者は、人に禁煙を語る資格なし」**です。

お医者さんからマニュアル棒読みでクスリを処方されても、心理依存は消えません。タバコが身体に悪いことなんか、今さらいわれなくても、とっくの昔に知っていますよね。

「早くやめたほうがいいよ」。そんなこともわかっていますよね。実際、こんなことをいわれるたびにタバコが吸いたくなったでしょう。

しかし、現実に目をやると、タバコは単に嗜好品《しこうひん》の域を越えています。明らかに人体に有害な影響をおよぼします。

２０１６年には、国立がん研究センターが、受動喫煙とがんとの因果関係を、「ほぼ確実」から「確実」へと改定しました。

この事実からしても、「わたしのことはほっておいてくれ！」では済まされない状況です。

わたしは予言者ではありませんが、ここで断言します。

今から1カ月後のあなたに質問です。


歩きタバコをどう感じますか？

口臭や、衣服の臭いに気づきましたか？

喫煙可能な寿司屋のカウンターで、食べる気持ちは？

同僚、部下が、タバコタイムで喫煙所に行っているときの気持ちは？


「人のふり見て、わがふり直せ」

タバコをやめて良かったと、心から感じてもらえるでしょう。

遅咲きの賢者に贈ります。

きんえん堂鍼灸院
武本 秀治

「タケモト式禁煙療法」で禁煙を成功されたあなたへ

過去のあなたと同じように、禁煙したいと思っている人には、喫煙者のあなたが、どうやって禁煙したのか、その実体験が役立ちます。不安もあったでしょうし、どんな気持ちで、どう闘ったのか……。喫煙者の考えは、絶対に喫煙者しかわかりません。ただしそれは、その場の勢いや、単なる精神論、寄せ集めの知識といった我流では、伝えることは困難です。

あなたの禁煙体験談を、禁煙の語り部として、「タケモト式禁煙療法」の生きた実践者として、禁煙伝道師として、禁煙の輪を広げていきませんか？ わたしは一人で忙しく闘っています。もう一人では手が回りません。そこで、ぜひあなたの力を貸してください。

唯一の資格は、あなたの禁煙体験と、あなたの志です。あなた自身が禁煙アドバイザーとして、ともに「タケモト式禁煙療法」で、禁煙の輪を全国に広げていきましょう。詳しくは、禁煙伝道師研究会までお問い合わせください。

事務局ＴＥＬ０３（５２４６）４９４８

参考文献

『リセット禁煙』（磯村毅／ＰＨＰ研究所）
『禁煙セラピー』（アレン・カー／ＫＫロングセラーズ）
『人生を変える！「心のブレーキの外し方」』（石井裕之／フォレスト出版）
『禁煙の心理学』（クリスティーナ・イヴィングス／産調出版）
『禁煙学』（日本禁煙学会／南山堂）
『医学的根拠とは何か』（津田敏秀／岩波書店）

これでダメなら諦めなさい！
一生モノの禁煙術

二〇一六年一二月一九日　第一版　第一刷

著　者……武本秀治
発行者……後藤高志
発行所……株式会社　廣済堂出版
〒一〇四―〇〇六一　東京都中央区銀座三―七―六
電　話　〇三―六七〇三―〇九六四（編集）
　　　　〇三―六七〇三―〇九六二（販売）
ＦＡＸ　〇三―六七〇三―〇九六三（販売）
振　替　〇〇一八〇―〇―一六四一三七
URL　http://www.kosaido-pub.co.jp
装　丁……盛川和洋
印刷所
製本所……株式会社　廣済堂

ISBN978-4-331-52070-3　C0295

健康人新書

専門医が教える目の健康とアンチエイジング

眼科医は市販の目薬をささない

林田康隆　日比野佐和子

パソコンやスマートフォンなどでとても多くの人が目を疲弊させている。そこで本書では、専門医が目の健康の最前線、さらには今話題の「眼トレ」も紹介。目から若返る7つの新常識を伝授する。

ISBN978-4-331-52056-7
定価：本体850円＋税

自律神経を良くすれば、

耳鳴り、めまい、難聴も良くなる！

石井正則

診察の予約が半年から1年待ちの著者による実践版！　自律神経を整えて、耳鳴り、めまい、難聴をよくするためのいろいろな最新療法や民間療法の解説から、独自の「プチ瞑想」「呼吸法」まで伝授。

ISBN978-4-331-52063-5
定価：本体850円＋税